I0813670

el fin del miedo

GIO ZARARRI

el fin del miedo

Las claves para una vida libre de temores irracionales, fobias y ansiedad

DIANA

Obra editada en colaboración con Editorial Planeta – España

Bajo el sello editorial DIANA M.R.
Avenida Presidente Masarik núm. 111,
Piso 2, Polanco V Sección, Miguel Hidalgo
C.P. 11560, Ciudad de México
www.planetadelibros.com.mx

Primera edición impresa en España: junio de 2024
ISBN: 978-84-08-28830-5

Primera edición impresa en México: marzo de 2025
ISBN: 978-607-39-2449-8

Impreso en los talleres de Operadora Quitresa, S.A. de C.V.
Goma 167, Colonia Granjas México, Iztacalco
Ciudad de México C.P. 08400
Impreso en México - *Printed in Mexico*

A mi mujer, Victoria.

Gracias por demostrarme que el amor es el mejor antídoto del miedo.

Posdata: espero saber cuidarte, te quiero siempre conmigo.

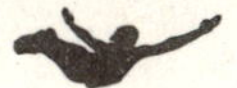

SUMARIO

Antes de empezar

Este libro se ha desarrollado con fines divulgativos. No es sustituto de ningún tratamiento o diagnóstico profesional.

Podrás encontrar información relevante sobre la ansiedad, la gestión del miedo y las fobias, además de consejos y ejercicios que pueden ayudarte, pero en ningún caso sustituyen la terapia psicológica. Se trata de un manual sencillo y práctico para comprender el funcionamiento de la ansiedad y los miedos.

Si crees estar desarrollando un trastorno o un problema que necesita atención inmediata, te recomiendo que consultes con un médico o terapeuta.

«Nada en la vida debe ser temido, solamente comprendido».

Marie Curie

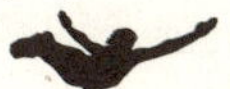

INTRODUCCIÓN

¿Estás buscando el modo de afrontar el miedo? ¿Necesitas volver a sentir que eres tú, y no tus temores, quien controla tu presente? ¿Quieres comprender cuál es el sentido de estas emociones y cuáles son las acciones que te ayudarán a gestionar el miedo y la preocupación de una manera positiva?

Si en estos momentos tu principal objetivo es recuperar el control de tu vida, este libro te ayudará. Por experiencia puedo decirte que cuando empiezas a comprender los mecanismos del miedo y la ansiedad, todo cambia mucho antes de lo que imaginas.

El fin del miedo ha llegado a tus manos con un propósito: ayudarte a que seas tú quien dirijas tu vida, sin que tus miedos te condicionen. Entendiendo el miedo y, siguiendo los pasos que encontrarás en estas páginas, no solo superarás los temores irracionales y bloqueantes que te limitan, sino que también conseguirás sentirte capaz de hacer realidad muchos de esos sueños que tal vez considerabas imposibles.

Antes de empezar es importante que comprendas que el miedo es una emoción con un fin positivo, una emoción que intenta protegerte. El problema está en que, si te acostumbras a gestionarlo o entenderlo de una manera negativa o demasiado extrema, puedes acabar cayendo en la ansiedad.

En este libro, poco a poco, iremos abordando y comprendiendo tus temores limitantes y patológicos, reconociendo cómo funciona el mecanismo del miedo y la ansiedad. Actuando en consecuencia, pronto empezarás a recuperarte y podrás enfrentarte a la vida de una manera más sana y positiva.

Para ayudarte en el proceso, te propongo vivir esta experiencia como si fuera un camino con diferentes fases. Un juego vital con varios niveles de dificultad que te ayudarán a enfrentarte a tus temores. Un juego en el que tú eres el protagonista y esos miedos limitantes, el monstruo que hay que abatir.

El primer paso para convertirte en el héroe de tu propia historia es comprender qué hay detrás del miedo y cuál es su objetivo. Cuando entiendas la realidad de esta emoción, su mecanismo y la relación que tiene contigo, comprenderás por qué algunos temores te limitan y podrás empezar a prepararte para enfrentarte a ellos.

En el segundo nivel de esta aventura aprenderás a desarrollar herramientas para combatir el miedo. Con ellas crearás tu propia armadura que te ayudará a enfrentarte a él, gestionarlo y salir victorioso.

En el tercer nivel pasarás por fin a la acción, poniendo en práctica todo lo aprendido en las anteriores fases. Así, cuando llegues a la cuarta y última etapa, serás capaz de afrontar esas experiencias, situaciones y dificultades que te causan miedo y ansiedad, gracias a las herramientas adquiridas. Incluso disfrutarás de la experiencia. De esta manera, sintiéndote responsable y capaz, podrás acercarte cada vez más a esa nueva versión de ti mismo que siempre te ha estado esperando.

Como seguramente te ocurre a ti, a mí también me tocó lidiar en su momento con complicados problemas causados por la ansiedad y los miedos limitantes. Sé por lo que estás pasando y te aseguro que estos problemas pueden superarse con el método que aquí vas a descubrir.

El camino que pronto comenzaremos juntos no solo te ayudará a convivir con los miedos, sino que también te permitirá comprender cómo se fragua el trastorno de ansiedad en tu vida, su relación con el miedo y la forma en que puedes darle la vuelta al problema.

Antes de continuar, me gustaría que supieras que no soy médico ni psicólogo, sino alguien como tú, una persona normal a la que, como a ti y a muchos otros, un día le tocó hacer frente a la vida con las herramientas de las que disponía. Alguien que vivió dificultades desde dentro y que, tras muchas pruebas y más errores, consiguió encontrar un método para afrontar estos problemas para siempre. Un camino que voy a compartir ahora contigo y una lección que espero que pronto hagas también tuya.

El fin del miedo no es un manual de recetas, pues no existen recetas para la vida. Superar la ansiedad y los miedos limitantes supone superarse a uno mismo, y conseguirlo dependerá más de tu acción que de tu conocimiento.

En este libro te contaré cómo fue mi proceso y te explicaré cuáles fueron mis acciones. A ti te tocará poner en práctica lo aprendido y actuar en consecuencia para superar este problema.

En el pasado viví bloqueado debido a la ansiedad y el desconocimiento de lo que me sucedía. No entendía qué me ocurría y el miedo me tenía paralizado. Pero la necesidad de volver a la vida trajo consigo grandes lecciones, como la del método que vas a conocer.

Fue así como, en lugar de temer a la ansiedad —lo que podía suponer dependencia de ansiolíticos, psicólogos u otro tipo de ayudas externas—, un día elegí luchar contra ella. Ataqué el problema cuando entendí y comprendí los motivos personales que me llevaron a padecerla.

Si tienes este libro en tus manos es porque también has decidido enfrentarte al problema, así que espero ayudarte a entender que existe un antes y un después en tu lucha. Y ese momento ha llegado ya, puesto que si estás leyendo este libro es porque tienes claro que quieres asumir el control de tu vida.

Al hacerte responsable, actuarás y te convertirás en alguien más fuerte y seguro, alguien capaz de dirigir su vida y ocuparse de resolver sus problemas.

Cuando me di cuenta de que utilizando este método podía hacer frente a los problemas de ansiedad en cualquiera de sus formas, entendí que me había vuelto más fuerte y valiente. Había interiorizado nuevas actitudes en forma de herramientas para la vida y había comenzado a vivir como realmente quería, afrontando temores y cambios por libre elección.

Tras este proceso de superación personal fui consciente de que, mirando cara a cara a cualquier problema, entendiendo cómo surgía la ansiedad en mi organismo para después desaparecer, el miedo menguaba y podía controlarlo.

Introducir en tu vida este método te ayudará a tomar el control siempre que lo necesites y a comprender que los límites, si así lo decides, los pones tú.

Kilómetro cero

«La fe es dar el primer paso, incluso cuando todavía no se ve toda la escalera».

MARTIN LUTHER KING

«El kilómetro cero sería ese lugar donde muere lo viejo y nace lo nuevo, el punto de partida de todos los caminos, el inicio de nuestras infinitas posibilidades».

Hace algunos años, con estas palabras terminaba un sueño hecho realidad: un libro en el que había mostrado la manera en que podemos poner fin a la ansiedad y dejar de temerla para siempre.

Pero como bien decía en esas mismas páginas, la vida es impredecible y entre la infinidad de caminos que se abren ante ti, también pueden aparecer senderos tortuosos, oscuros y temibles. Nadie está libre de ello... yo tampoco.

Después de publicar *El fin de la ansiedad* y de haber ayudado a muchas personas a enfrentarse a ella de manera más proactiva y positiva, me sentía viviendo la vida soñada y, con la intención de seguir soñando, me embarqué en un viaje por Europa junto a mi pareja, Victoria. De aquel viaje nació un nuevo libro titulado *Yo después de ti*. No contento con eso, probé a emprender otro nuevo proyecto que me resultaba interesante: escribir una novela de terror que estuviese ambientada en Roma, mi segunda casa, la hermosa ciudad en la que había vivido durante más de diez años y donde seguían viviendo mis más grandes amigos.

Para ello, decidimos alargar unos meses más aquel hermoso viaje. Tras pasar el verano entre Grecia e Italia, volvimos a España y empezamos a buscar un lugar bonito que pudiera inspirarme y donde pudiésemos disfrutar del sol que tan felices nos hace.

Fue así como descubrimos un lugar llamado Barranco Ferrer, cerca de la costa de Almería. Un rincón alejado de todo con un aire especial, o al menos eso parecía viendo a través de fotografías sus magníficas vistas y su entorno.

No fue hasta después de firmar el alquiler para pasar allí unos meses cuando descubrimos la verdad: aquel lugar aparentemente maravilloso se encontraba a más de 15 kilómetros de cualquier poblado habitable y con un mínimo de servicios. Barranco Ferrer era únicamente un conjunto de casas en mitad de la montaña, digno de una extraña película de algún género oscuro.

Nada más asentarnos en el lugar, nos dimos cuenta de que la vida en Barranco Ferrer iba a ser bastante distinta a como la imaginábamos, y que poco o nada había que hacer allí, aparte de trabajar.

Dada la situación, nos pusimos a trabajar de inmediato. Y como mi intención era escribir una novela de terror, decidí sumergirme de lleno en ese género viendo de forma obsesiva películas de terror, crímenes y suspense. Al principio mi estrategia funcionó: la escritura fluía y mis páginas iban llenándose como por arte de magia, aunque era consciente de que debía mejorar muchos aspectos en mi incursión en la novela.

Lo que no sabía entonces es que empacharme de terror con toda mi intención y mis sentidos me llevaría a sufrir uno de los períodos más horribles de mi vida, emocionalmente hablando. Yo, que me creía invencible y que ya no le tenía miedo a la ansiedad, era incapaz de imaginar que podía atraerla de una manera tan descomunal y peligrosa.

Una noche desperté de madrugada, alterado y sudando de manera descontrolada, notando cómo mi cabeza se llenaba sin parar de pensamientos intrusivos, visiones horribles y todo tipo de absurdos temores directamente relacionados con esa sobredosis de imágenes, relatos y melodías que inundaban mi realidad en aquellos momentos.

Algo había hecho clic en mi mente y había activado diferentes miedos irracionales. Aunque racionalmente sabía que no podían afectarme, estaban condicionando mi vida por completo.

En las próximas páginas te explicaré con mayor detalle cómo se activa el miedo en el cerebro. Por ahora, simplemente quiero que entiendas lo que me estaba ocurriendo: había saturado tanto mi cabeza con temores en forma de películas, noticias, libros y melodías de terror que mi amígdala, que debía ocuparse de gestionar el miedo, se sentía desbordada e hiperactiva; tanto que entendió que la única salida posible era activar y mantener la ansiedad.

Fue así como algunas fobias desconocidas para mí hasta entonces llegaron a mi vida, sumergiéndome en una nueva experiencia con el trastorno de ansiedad que cambiaría mi presente por completo.

Desde aquel instante comencé a vivir una de mis peores pesadillas, una pesadilla real que me mantuvo angustiado y ansioso durante varios meses.

El destino, en sus infinitas posibilidades, me estaba mostrando que tanto la felicidad como los problemas pueden llegar a la vida de una persona en cualquier momento.

Por suerte, enseguida tomé conciencia de que, si en el pasado pude enfrentarme a la ansiedad, ahora también sería capaz de hacerlo. Esto me ayudó a plantarle cara a mis peores miedos, que tomaban la forma de limitaciones, bloqueos o trastornos.

Mi camino, mi método, consistió en conocer con detalle esos miedos para poder enfrentarme a ellos y evitar que limitaran mi vida.

Un camino que ahora vamos a recorrer juntos para que, en lugar de sentirte acorralado por tus miedos, te sientas confiado y valiente para poder afrontarlos y conseguir superarlos.

El método para combatir el miedo

Como te adelantaba, en este libro aprenderás a enfrentarte a tus miedos como si de un juego se tratara, donde tú serás el héroe y tus temores, el enemigo al que te vas a enfrentar.

El método para combatir el miedo consta de cuatro fases:

- *Primera fase:* ***Información***. Antes que nada, debes entender qué es el miedo, cómo lo gestiona nuestro cerebro y las formas más comunes que puede adoptar en la actualidad. También descubrirás cuál es el mecanismo del miedo y cómo se activan la ansiedad y el trastorno ansioso, lo que te ayudará a comprender mejor cuál es tu caso.

De esta manera, comprendiendo el problema en su conjunto, podrás saber cómo enfrentarte a él y eliminar el poder destructivo del temor mal entendido.

- *Segunda fase:* ***Preparación.*** Aquí te prepararás para enfrentarte al miedo limitante, aprendiendo a desarrollar herramientas para neutralizarlo y reducir la ansiedad que sientes.

En esta fase descubrirás cómo reducir la ansiedad que sientes ante tus peores miedos. Comprenderás que la reacción ansiosa es automática y que no puede reducirse ni controlarse haciendo uso exclusivo de la razón. También te propondré ejercicios para mitigar esos complicados síntomas asociados a esta reacción y calmar tu organismo activamente. Esto te ayudará a poder enfrentarte a los miedos en condiciones.

- *Tercera fase:* ***Acción.*** Aquí llega el momento de la verdad, el de actuar frente al miedo. Aprenderás a exponerte a él, para darle la vuelta y cambiar tu registro emocional erróneo por uno más lógico y objetivo.

En esta fase conocerás las mejores técnicas para ver desde otra perspectiva esos temores que te limitan y enferman, y desarrollarás capacidades para poder enfrentarte a ellos y salir victorioso.

- *Cuarta fase:* ***El fin del miedo.*** Aquí deberás interiorizar lo aprendido para convertirlo en una herramienta personal que te ayude a hacer frente a cualquier problema que pueda surgir en tu vida.

Esta última sección es una síntesis de todo lo que aprenderás durante el proceso. Este camino debe hacerte sentir fuerte y responsable, alguien capaz de enfrentarse a sus más complicados retos.

Trabajar hasta superar este complicado problema vital puede convertirse en una de tus principales lecciones de vida, un aprendizaje que te ayude a recordar que, si has podido superarlo una vez, en el futuro volverás a ser capaz de hacerlo.

Por último, y antes de cerrar esta introducción, quiero darte algunas sugerencias para que aproveches de la mejor manera este libro y consigas los mejores resultados.

Hazte responsable de tu vida y de tu felicidad: este es un requisito fundamental para obtener el mayor beneficio de este libro y de la vida en general. Reconoce que este cambio no solo es necesario, sino también posible. Haciéndolo sentirás que toda la fuerza que puedas necesitar para afrontar cualquier dificultad está —y siempre ha estado— dentro de ti.

Cada vez que te dispongas a leer este libro, en el preciso momento en que esté entre tus manos, prueba a decirte a ti mismo: «Soy el responsable de mi vida, puedo cambiar mi realidad y quiero acercarme más a esa persona que quiero ser. Sé que pronto lo habré conseguido. Pronto sentiré que yo tengo el control de mi vida y de mi futuro».

Mientras procesas ese mensaje que activará la fuerza que siempre has llevado dentro, justo en el momento en que abras el libro y empieces a leer, ¡sonríe! Sonríe porque has decidido cambiar. Sonríe porque estás creciendo como persona. Has vuelto a creer en ti y te consideras capaz. Sonríe porque vas a ser tú quien dirija tu propia vida de la mejor manera. Verás como pronto harás de ella una aventura más bonita.

Sonreír, una práctica en apariencia tan simple, es una potente herramienta para provocar cambios en ti: te ayuda a reconocer y a no olvidar que eres capaz de conseguir todo lo que te propongas.

Lee cada uno de los capítulos las veces que consideres oportunas: cuando leas algo que te cuesta aceptar, vuelve a leerlo cuantas veces sea necesario. Haz lo que tengas que hacer para demostrarte a ti mismo que es verdad aquello que te cuento, aunque te cueste reconocerlo.

No des nada por sentado. Lo que cuenta no es leer ni comprender, sino creer y actuar de forma que hagas tuya la lección aprendida. Esa es la manera en la que los miedos imaginarios van perdiendo poder.

Intenta leer en tus momentos de calma, a poder ser por la noche antes de dormir: los miedos pueden llegar a ser tan intensos que, a veces, resulta muy difícil sobrellevarlos en el día a día.

Entiende este libro como un regalo que te estás haciendo a ti mismo, un regalo que va a ayudarte a mejorar tu vida, a arrojar algo de luz ante tanta oscuridad. Para conseguirlo, asócialo a tus momentos de calma, date a ti mismo esa opción.

Busca y planifica esos momentos y sumérgete en tu vida y tus necesidades. Si consigues tranquilizarte al reconocer que estás responsabilizándote de tus problemas y concibes esta lectura como una herramienta para desarrollar tu mejor versión, te será más fácil después hacer frente a las distintas fases del método.

Haz del sueño tu aliado: lo creas o no, dormir nos sirve para ordenar las ideas e interiorizar el aprendizaje adquirido durante el día, así que si te habitúas a leer algunas líneas antes de dormir, a la vez que las pones en práctica durante el día, seguramente antes de lo que imaginas habrás alcanzado tu objetivo.

Subraya términos, párrafos, palabras o frases que te resulten reveladoras: en ocasiones, una simple frase, una palabra o incluso una imagen pueden activar esa fuerza interior que nos recuerda de lo que somos capaces. Así que, si encuentras entre las páginas de este libro algún fragmento que te ayude a encender la llama que hay en ti, grábalo en tu memoria. Subráyalo o escríbelo en un papel y colócalo en un lugar bien visible para ti. Haz lo que consideres que pueda ayudarte a grabar a fuego esa nueva creencia que haga de ti una persona más fuerte.

Y recuerda... ¡vas a ser tú quien lo hará posible!

Primera fase

Información

”

«Los peligros desconocidos son los que inspiran más temor».

Alejandro Dumas

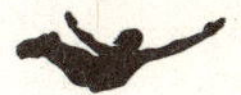

Como contaba en la introducción, la ansiedad volvió a mi vida de la mano de miedos y temores y, aunque sabía que podría ponerle fin, el camino no fue nada sencillo, ya que sufría un trastorno emocional por el cual reaccionaba de una manera desproporcionada y descontrolada ante situaciones que antes me eran indiferentes. Me di cuenta de que, de tanto jugar con el miedo, finalmente este se había apoderado de mí.

Sufrir un trastorno de ansiedad es vivir en un estado de alerta continuo sobre el que tenemos poco o ningún control. Y eso es lo que me estaba ocurriendo. La amígdala y el resto de los elementos que intervienen en la gestión adecuada del miedo se desbordaron e hiperactivaron por completo, dando la voz de alarma de que algo no iba bien. Una alarma que me llevaría mucho tiempo y esfuerzo volver a desactivar.

Transitar aquella situación fue difícil: me llevó meses recuperar algo de control ante tanto caos y aprender a manejar esa reacción ansiosa que vivía en mi interior. También me costó mucho reconocer que, aunque había cambiado su forma, lo que sufría era otro tipo de trastorno de ansiedad del que conocía la teoría, una forma distinta a la del trastorno de ansiedad generalizado que había sufrido en el pasado.

En esta ocasión, tenía más que ver con experiencias y elementos concretos, con estímulos que provocaban en mí esa reacción trastornada en la que el miedo creaba un golpe de estado en mi organismo y me hacía sufrir sin necesidad.

Me llevó unas semanas comprender que sufría una fobia, que además se fue generalizando a otras e incluso se acompañó de obsesiones. Consciente de la gravedad de la situación, había llegado el momento de ponerme manos a la obra para conseguir darle la vuelta y recuperar el control de mi vida. La información sería una de mis principales aliadas en esta fase.

La ansiedad era una vieja conocida para mí y sabía que podía volver a aparecer en mi vida en cualquier momento y de cualquier forma. También sabía que el principal aliado del miedo es la falta de información y el dejarnos llevar por nuestros temores descontrolados. Por eso, debía intentar crear momentos de calma que me permitieran comprender con más detalle lo que me estaba ocurriendo. Fue así como volví a estudiar muchos de mis apuntes para descubrir cuál era el enemigo al que me enfrentaba. Debía comprender mejor el funcionamiento del miedo, entender cómo mi mala gestión me había llevado a esa situación de miedo que tanto tiempo me haría sufrir.

Fruto de mi propia experiencia y mis conocimientos, sabía que aquello por lo que estaba sufriendo no se pasaría de la noche a la mañana. Cuando un trastorno de ansiedad llega a tu vida, es muy complicado volver a estar bien en menos de seis meses.

También sabía que, por mucho que me empeñase en hacer las cosas bien, el descontrol, la hipocondría y el pánico rellenarían el mayor número de horas de mis días, especialmente al inicio. Tuve que hacerme a la idea de que iba a sufrir y de que me iba a costar mucho tener la mente despejada para poder superar este problema.

Ansioso y frustrado, aprendí a reconocer que esas fobias que habían nacido en mí me hacían vivir en un infierno provocado por una reacción ansiosa descontrolada en mi organismo. Partiendo de ese punto, poco a poco, semana tras semana, y mes tras mes, fui comenzando a recuperar algo de control.

Un control mental que me ayudó en los momentos lúcidos a reconocer cómo se activaba en mí la ansiedad provocada por el mecanismo del miedo.

Para superar el problema necesitaba conocerlo con más detalle. Para ello, mis conocimientos y el apoyo con el que contaba fueron fundamentales.

Durante aquellas primeras semanas de ansiedad era tal el descontrol y el temor que sentía que, además de apoyarme en mis conocimientos y herramientas, recurrí a la ayuda de un amigo profesional de la psicología, que me ayudó a enfocarme en la realidad del problema y en cómo solucionarlo.

Mi consejo es que siempre que sientas que este tipo de problemas te angustian y dificultan tu día a día, busques la mejor ayuda para ti. De esta forma, te será más sencillo y rápido volver a estar bien, lo que sin duda debería ser tu prioridad.

Una frase que solía repetirme en aquellos momentos era que, si había podido superar la ansiedad en el pasado, podría volver a hacerlo. Incluso creía que en esa ocasión sería más fácil al contar con más recursos.

No obstante, nada parecía más sencillo que antes, y muchas veces mi mente se dejaba llevar por el sentimiento de miedo y pánico, haciéndome creer que mi problema era otro, que me estaba volviendo loco o que no tendría solución.

Ante situaciones de este tipo, considero fundamental informarse bien y leer libros como este, para comprender el problema que sufres y quitarle algo de peso a ese miedo que estás sintiendo. Asimismo, el hecho de tomar conciencia de que hay más personas que sufren lo mismo que tú te ayudará en el proceso y hará que te sientas acompañado. Un objetivo en el que espero ayudarte a lo largo de las próximas páginas.

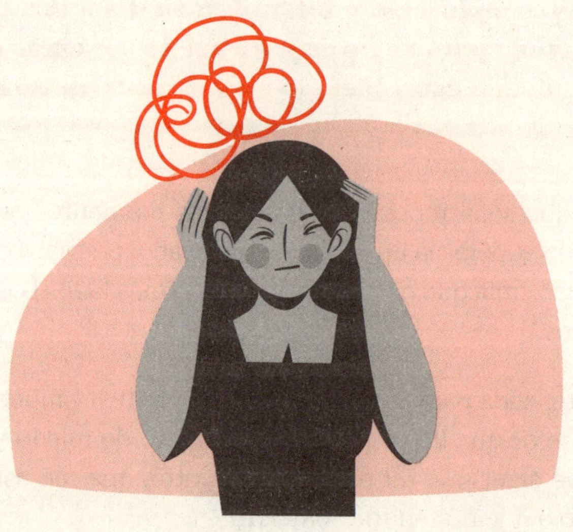

EL ORIGEN DEL MIEDO

Al estar viviendo una forma de ansiedad desconocida para mí hasta entonces, pensé que era fundamental comenzar por lo más básico, de modo que empecé a investigar sobre la raíz del problema:

¿Qué es el miedo y cuál es su origen?

El miedo es una de las cinco emociones básicas y primarias en los seres humanos, un sentimiento que, junto con la tristeza, la ira, el asco y la alegría, puede encontrarse e identificarse rápidamente en todas las culturas del mundo.

El miedo es una de las emociones más poderosas, y también la más común y habitual en las personas.

Los seres humanos pasamos por muchos más períodos de miedo que de cualquier otra de las cinco emociones básicas. Un hecho que podríamos considerar como negativo, pero que en realidad no debería ser así.

Para entenderlo mejor, te invito a que leas estas definiciones de miedo del diccionario:

1. Sensación de angustia provocada por la presencia de un peligro real o imaginario.

2. Sentimiento de desconfianza que impulsa a creer que ocurrirá un hecho contrario a lo que se desea.

La naturaleza es sabia y, aunque por lo general no nos guste experimentar miedo, todos los temores tienen una función adaptativa: existen para que nos adaptemos mejor a la realidad que vivimos y, en definitiva, para que sigamos vivos.

Este es el objetivo final del miedo y para alcanzarlo nos obliga a experimentar sensaciones desagradables. Si lo piensas bien, tiene muchísimo sentido. ¿Cómo responderías a una emoción que, en lugar de provocarte malestar, te provocara placer? Harías lo posible por volver a experimentarla, ¿no?

Si el miedo nos provocase sensaciones agradables, nuestra respuesta sería acercarnos a ese tipo de situaciones para conseguir disfrutar más de ellas. Esto ocurre con el amor, la emoción contraria al miedo, y es la manera en la que funcionan las emociones.

La palabra «emoción» proviene del término latino *emovere*, compuesto a su vez por el prefijo *-e* ('hacia fuera') y el verbo *movere* que significa 'remover', 'sacar de un lugar', 'retirar' o 'sacudir'.

Algunas emociones nos provocan sensaciones agradables, instigándonos a repetir esas experiencias o a atraer esos estímulos que nos provocan placer. Pero también hay emociones que nos causan malestar y angustia, invitándonos a alejarnos y a evitar ese tipo de situaciones.

Este es el sentido y la función de las emociones: conseguir que nos movamos, hacer que actuemos, intentando que lo hagamos de la mejor manera para seguir vivos y disfrutar más y mejor de la vida.

Todas las emociones son útiles, al margen de que nos resulten placenteras o dolorosas. Intenta recordar esto cuando el miedo te invada y trata de reconfortarte con esta idea: a través de las emociones, tu cuerpo te envía mensajes que debes atender para preservar tu bienestar. En lugar de resistirte a ellas, escúchalas y dales el espacio que necesitan.

En el caso del miedo, la emoción que nos ocupa, busca protegernos ante posibles peligros y amenazas para garantizar nuestra supervivencia.

La naturaleza es sabia y, si te paras a pensarlo, han sido las personas precavidas, esas a las que a veces se las tacha de «miedicas», las que han —hemos— sobrevivido durante millones de años. La evolución ha exterminado a las personas que no prestaban atención a los peligros que podían ser mortales. Por eso, el miedo ha perdurado hasta convertirse en la emoción más común e importante en todos nosotros.

El miedo trata de ponernos a salvo haciendo que nuestro organismo reaccione con ansiedad ante ciertos estímulos potencialmente peligrosos. Esa ansiedad será mayor o menor dependiendo del riesgo percibido ante un estímulo. Sin embargo, como seguro que te ocurre si sufres de ansiedad, a veces el nivel de miedo es totalmente desproporcionado al riesgo real que corres.

Este era el origen de mi fobia y el origen de cualquier trastorno de ansiedad. Cuando el miedo toma el control y se descontrola en situaciones que nada tienen de peligrosas, se convierte en patológico y da lugar a estos trastornos.

Esto es precisamente lo que me ocurría mientras trataba de escribir mi novela de terror. Mi mente percibía como reales y potencialmente letales, peligros imaginarios que solo estaban en mi cabeza. Miedos irreales fruto de haberme empachado de todo tipo de contenido terrorífico durante meses, y de activar y mantener hiperactivo el principal órgano gestor del miedo: la amígdala.

En el siguiente capítulo te explicaré todo esto con más detalle, pues es donde radica la clave de mi grave problema. El mecanismo cerebral de gestión del miedo tiene mucho sentido cuando el enemigo es real, pero es una bomba de relojería sin sentido cuando sufres un trastorno. Una bomba que me costó mucho desactivar, pues registros emocionales muy negativos se habían instalado en mi hipocampo y era necesario trabajar para cambiarlos.

Llegados a este punto puedes pensar: ¿hipocampo?, ¿amígdala?, ¿de qué va todo esto?, ¿no iba a ser sencillo este libro?

No te preocupes, ya verás como muy pronto lo entenderás todo mucho mejor.

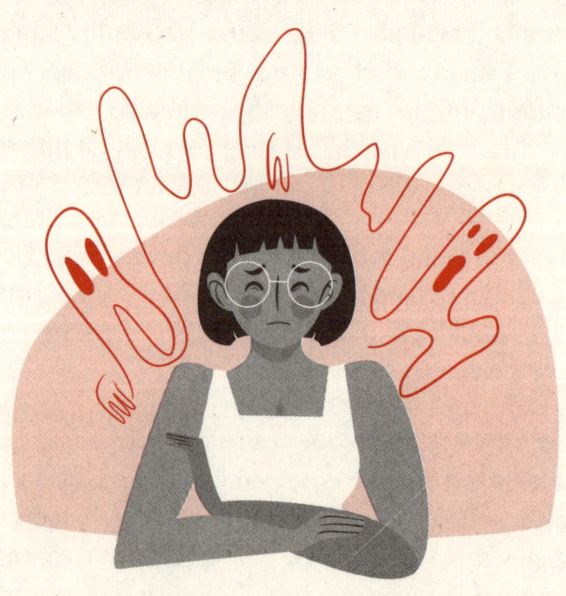

EL MIEDO EN EL CEREBRO

Me gustaría empezar este capítulo con una frase que espero que se te grabe a fuego:

El miedo no nos hace daño, lo que nos hace daño es la manera en que queda registrado en nuestro cerebro.

El sabio estoico Epícteto, un filósofo que también fue esclavo, centró su vida alrededor de esta gran lección, expresada de la siguiente forma: «No es lo que nos sucede lo que nos hace sentir mal, sino aquello que nos decimos a nosotros mismos sobre lo que nos ha sucedido».

Te aconsejo subrayar esta frase e incluirla entre tus preferidas. Ten por seguro que, cuanto más la recuerdes y la pongas en práctica, más disfrutarás de la vida.

Esa consideración que Epícteto tenía sobre los problemas de la vida la comparto desde siempre, especialmente en todo lo que al miedo se refiere.

Espero que, llegados a este punto, te haya quedado claro que esos temores que nos limitan, bloquean e incluso enferman, no son malos en sí mismos. Lo realmente malo es el registro que hemos creado de ellos en nuestro cerebro.

Si aún no estás convencido, te propongo el siguiente ejercicio práctico. Recupera uno de tus peores miedos en tu mente: puede ser el miedo a la muerte, el miedo a perder el trabajo o la seguridad o el miedo a la soledad. Atráelo a tu mente y observa lo que sucede.

Si lo has hecho bien, seguramente has sentido en tu organismo diferentes sensaciones como la angustia, la sudoración o la aceleración cardíaca. Es muy probable también que tu mente haya comenzado a sentir preocupación e incluso que pensamientos negativos se hayan alojado en ella. Esta sería tu reacción particular hacia ese miedo, una respuesta que tiene mucho que ver con tu propia historia personal. Ahora me gustaría que te hicieras estas preguntas: ¿Crees que es el miedo el que te hace sentir estas sensaciones? ¿O podría ser tu mente y la manera en la que percibes esa circunstancia la que te genera angustia y preocupación?

La verdad es que la percepción del miedo depende de cada uno, de sus creencias y de su historia personal. Seguramente haya gente que, ante ciertos estímulos o situaciones, no sienten una ansiedad paralizante y pueden gestionar sus miedos de manera adaptativa.

Por ejemplo, alguien que confía plenamente en la vida eterna no sufrirá al pensar en la muerte, o una persona que haya sabido redirigir su vida ante «aparentes» fracasos no experimentará el miedo a perder el trabajo de la misma manera que otros.

Todo depende de cómo se mire y, en el caso de los miedos, todo depende de nuestra propia realidad y de cómo hemos registrado ciertas situaciones en nuestro cerebro.

Cuando la ansiedad volvió a llamar a mi puerta, muchas de estas cosas ya las sabía, pero me tocó recordarlas. Reconocer esta verdad desde la razón en esos momentos tan duros supuso un alivio para mí, aunque fuera solo por momentos.

Llegué incluso a ser consciente de que, por mucho que mi cuerpo siguiese respondiendo con una ansiedad extrema e incluso pánico ante cosas que antes me hubieran provocado risa, yo no tenía nada que ver con aquello que tanto temía, sino todo lo contrario. En mi caso particular, las fobias se habían extendido de tal manera que no necesitaba de un estímulo real para sentir pánico, bastaba con atraerlo a mi mente o verlo en la televisión. Todo se debía a la hiperactividad de mi amígdala y a la manera en que estaba registrando mis miedos.

Conociendo la realidad de mi problema, cualquiera podría pensar que la solución podía ser tan simple como dejar de pensar así. Pero la realidad es mucho más complicada y depende de nuestra propia evolución.

La ciencia considera que el cerebro es la estructura más compleja y enigmática del universo. Una estructura que contiene más neuronas que estrellas hay en la galaxia. La buena noticia es que se ha avanzado mucho en los últimos años y, aunque sigue siendo un órgano complejo y repleto de secretos, la ciencia ya entiende cuál es el mecanismo del miedo y la ansiedad. Ahora sabemos que todo tiene que ver con el funcionamiento de nuestro cerebro, así que vamos a ello.

Los tres cerebros

«Todo hombre puede ser, si se lo propone, escultor de su propio cerebro».

SANTIAGO RAMÓN Y CAJAL

Sufrir un problema de ansiedad es como convivir con una falsa alarma permanentemente. Cuando los miedos dejan de ser adaptativos y pasan a ser condicionantes, sentimos una alerta ante cierto tipo de situaciones que provoca en nuestro organismo complicados síntomas físicos y mentales con la intención de ponernos a salvo.

Los motivos que activan esa alarma pueden ser diferentes para cada uno, ya que dependen de nuestra historia personal. También será diferente la reacción ante ciertos temores y la capacidad de entenderlos y gestionarlos. No obstante, lo cierto es que el mecanismo del miedo es muy similar para todos nosotros.

En mi caso, tenía muchos «motivos personales» que alertaban a ese conjunto de inteligencias o cerebros que existían dentro de mí. De este modo, primero sintiendo y después investigando, comencé a entender cómo funcionaba el cerebro ante el miedo.

Para garantizar nuestra supervivencia, el cerebro activa una alarma en el organismo cuando detecta una amenaza potencial. El problema es que, según tu historia de vida y tu manera de ser, a veces puede fallar al activar esa respuesta sin necesidad. Y cuando se activa el trastorno de ansiedad y sus complicados síntomas, nos toca lidiar con ellos a diario.

En mi caso, vivía muchos temores que no representaban ningún riesgo real para mi vida, como si fueran un grave peligro. Revertir esa situación requería aprender a darles el valor que realmente tenían.

Para poder hacerlo debía modificar ese registro de peligro que había almacenado en mi memoria emocional. Debía aceptar y sentir que no existía esa amenaza: mi esencia, y no solo mi razón, debía reconocer que la alarma era falsa.

Ese será el camino que seguiremos, porque para calmar una reacción ansiosa no basta solo con la razón, no basta solo con comprender. Nuestro cerebro no aloja una, sino tres pequeñas estructuras que operan como tres ordenadores biológicos interconectados, cada una con su propia inteligencia, control, subjetividad, sentido del tiempo e incluso memoria. Estas partes son:

- ***El neocórtex o cerebro racional***, que evalúa y da el justo valor a las cosas.
- ***El cerebro límbico o emocional***, que se encarga de gestionar nuestras emociones y nuestra reacción ante ellas.
- ***El cerebro reptiliano***, el más primitivo, instintivo y automático de todos. Un ejecutor con una única misión: mantenernos con vida.

De forma muy resumida podemos decir que tenemos tres mentes: una que piensa (el cerebro racional), otra que siente (el cerebro límbico) y otra que ejecuta una respuesta basándose en las indicaciones de las dos anteriores (el cerebro reptiliano).

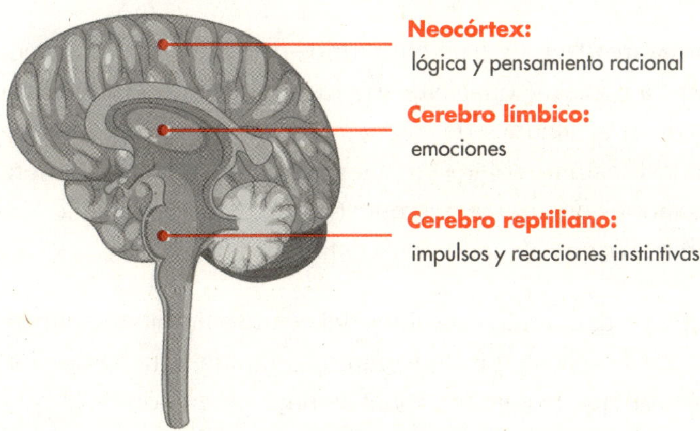

Vamos a profundizar en cada uno de estos cerebros para que lo entiendas mejor.

El neocórtex o cerebro racional

Se trata de la estructura cerebral más moderna y extensa de todas, pues ocupa hasta un 76 % de nuestra materia gris.

Gran parte de nuestro éxito evolutivo se debe a nuestra lógica, ya que esta capa especializada de nuestro cerebro nos permite llevar a cabo tareas como la resolución de problemas, la toma de decisiones o el autocontrol. Sin duda, aptitudes que nos ayudan a disfrutar más y mejor de la vida, si aprendemos a utilizarlas en nuestro favor.

En el cerebro racional se almacenan nuestros conocimientos, recuerdos, capacidades y experiencias, que deberían servirnos para encaminar nuestros procesos lógicos en busca de soluciones que nos hagan más felices, alejándonos de trastornos como la ansiedad patológica, la depresión o el estrés.

Normalmente, existe un equilibrio entre nuestra parte emocional y nuestra parte racional. Nuestra razón se encarga de ajustar o incluso censurar algunas decisiones emocionales. Se podría decir que cuando «estamos bien» emocionalmente hablando, la fuerza de las emociones no impide que nuestra parte racional ayude a regular la forma en que respondemos a estas.

Como verás cuando hablemos del cerebro límbico, la parte emocional puede reaccionar de forma más rápida, muchas veces incluso antes de que la parte racional se haya percatado de lo que sucede y pueda procesar de manera racional y consciente los hechos. Por ello, cuando surgen problemas emocionales o no tenemos el control sobre nuestras emociones, este equilibrio entre la parte racional y la regulación emocional se puede romper, apareciendo entonces esas pasiones o emociones fuertes que desbordan nuestra parte emocional dejando inhabilitada la razón. Como ahora entenderás, cuanto más intenso es el sentimiento, en esas situaciones emocionalmente críticas, más poderosa es nuestra mente emocional y más ineficaz se vuelve la mente racional.

Nuestro objetivo final será entrenar nuestra mente y nuestro cuerpo con la intención de devolver el equilibrio a estas dos estructuras cerebrales, de modo que cooperen. Cuando sufrimos un trastorno de ansiedad, una alarma emocional se activa en nosotros, aunque esa alarma es totalmente falsa y no tiene ningún sentido mantenerla activada.

Como ves, muchos cambios deben empezar por la razón, pero antes de hacerlo debemos aprender a regular la manera en que gestionamos las emociones, algo fundamental para regular también la manera en que respondemos a ellas. De esto se encarga precisamente el cerebro límbico.

El cerebro límbico o emocional

«La mente es su propio lugar y, en sí misma, puede hacer un cielo del infierno, un infierno del cielo».

John Milton

El cerebro límbico es el órgano que gestiona las emociones y es más antiguo que el cerebro racional. Apareció con los primeros mamíferos, creándose físicamente sobre la capa más primitiva de todas, la del cerebro reptiliano.

El cerebro emocional es más impulsivo y poderoso que el cerebro racional, resultando en ocasiones demasiado irracional e ilógico.

Aunque se da un gran nivel de comunicación entre razón y emoción, cuanto más intenso es el sentimiento, más dominante se vuelve la parte emocional y menos poder tiene la razón sobre ella.

Esto se debe a la ventaja evolutiva que nos ha dado el disponer de emociones para afrontar rápidamente situaciones que pueden ponernos en peligro, experiencias en las que «pararnos a pensar» —con la pérdida de tiempo que eso conlleva— puede traer consigo consecuencias desastrosas, como la muerte.

Para hacernos más fácil la vida, cuando el cerebro emocional siente que una conducta nos produce emociones agradables, nos ayuda a pensar en repetirla e incluso nos «convence» para cambiar nuestro entorno y así seguir sintiendo esas sensaciones. Pero cuando una emoción nos produce dolor, el cerebro emocional nos ayudará a recordarla para que evitemos tener que experimentarla otra vez.

Esta es la manera en que surgen los deseos y las metas, pero también la ansiedad, los miedos limitantes, las fobias y las obsesiones.

Esta dualidad y aparente simplicidad es la que está detrás de muchos problemas emocionales, ya que en esos casos nos sentimos dominados por las emociones sin poder hacer gran cosa (racionalmente) por evitarlo. Una respuesta automática y desmesurada que no se basa tanto en la situación en sí, sino en la manera en que actuamos movidos por eso que sentimos.

Volviendo al miedo, hablemos ahora de los principales responsables en su gestión en el cerebro emocional:

- ***La amígdala:*** es el órgano encargado de gestionar el miedo y de desarrollar una respuesta cuando lo considera oportuno.

- ***El hipocampo:*** conocido también como memoria emocional, es el «almacén» donde quedan registradas esas situaciones o estímulos previamente gestionados por la amígdala. Dependiendo de la evaluación que haya realizado esta, los estímulos serán almacenados como positivos (deseables) o negativos (peligrosos).

Nuestro cerebro ha evolucionado muchísimo y nos ha ayudado a sobrevivir como especie y a conseguir cosas increíbles, pero no hay que olvidar que se trata de una estructura que tiene millones de años de evolución; una evolución que es gradual, imperfecta y que necesita adaptarse a los nuevos tiempos.

Teniendo esto último en cuenta, es más fácil entender que nuestro cerebro puede registrar situaciones que no suponen ningún riesgo para nuestra vida como potencialmente mortales o peligrosas. Este es justamente el origen de los problemas derivados del miedo, como los trastornos de ansiedad.

Cambiar la manera en que funciona nuestro cerebro no es fácil ni algo estrictamente necesario, pero sí es bueno conocerla para entender cómo podemos modificar ese registro excesivamente negativo creado en nuestra mente.

Para ello, vamos a ver cómo funciona nuestra amígdala.

La amígdala, el vigilante de las emociones

La amígdala es un elemento clave en la gestión emocional del miedo: es donde todo empieza y de ella depende el modo en que interpretamos y respondemos a las experiencias que vivimos.

Cuando entiendes lo que te ocurre todo cambia, ya que no solo descubres que lo que te sucede es mucho más lógico de lo que creías, sino que también puedes reconocer sus causas y aquello que debes cambiar. Una vez que entiendes la esencia del problema, resulta mucho más fácil encontrar la solución.

Para entender mejor cómo funciona la amígdala, te invito a que respondas a estas preguntas: ¿alguna vez has saltado de la cama tras escuchar un ruido inesperado? ¿Recuerdas alguna situación en tu vida en la que hayas actuado instintivamente para protegerte o proteger a un ser querido?

Si has respondido afirmativamente a alguna de estas preguntas, te habrás dado cuenta de que en ninguna de esas ocasiones hiciste uso de la razón, es más, en la primera posiblemente estabas completamente dormido.

En un mundo tan aparentemente evolucionado como el nuestro puede resultar complicado aceptar que, en ocasiones, la razón no solo no sirve de nada, sino que no tiene nada que ver con la forma en la que reaccionamos. Pero ¿cuál es el motivo?

La respuesta está en nuestra amígdala, un sistema de vigilancia con el que todos contamos y que funciona las 24 horas del día (incluso mientras dormimos). Se trata de uno de nuestros mecanismos más evolucionados y necesarios para nuestra supervivencia.

Puede concebirse como el «centro de control» del miedo, que busca alejarnos de aquellas situaciones que entiende como peligrosas.

Para conseguirlo, cuando un estímulo de miedo es procesado, se consulta la información almacenada en nuestra memoria emocional (el hipocampo) y se valora más rápidamente la situación. De esta forma, basándose en experiencias y estímulos previos asociados a esa situación vivida, se interpreta esta nueva situación como potencialmente peligrosa o no.

Si no existe registro, este vendrá almacenado dependiendo en buena parte de la amenaza que esa situación o estímulo ha generado en nosotros.

Procesamiento del estímulo amenazante

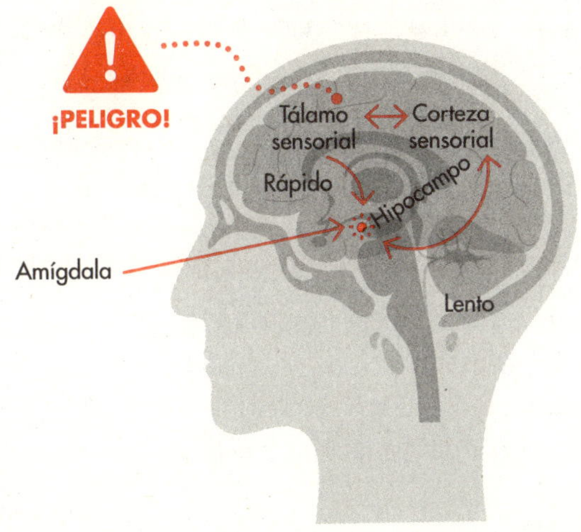

En el caso de percibir una amenaza potencial sentiremos temor y la amígdala nos ayudará a reaccionar en consecuencia. Llevaremos a cabo una acción la mayoría de las veces inconsciente y automática debido a la necesidad de ponernos a salvo, invitándonos a actuar rápidamente de las dos maneras más efectivas evolutivamente hablando: luchando o huyendo de esa situación.

Este mecanismo es un engranaje muy evolucionado y eficiente, pero a la vez es muy rápido y simplista. Tanto que puede fallar y activar trastornos emocionales, limitaciones y problemas en el caso de considerar como peligrosas situaciones que no lo son. Una realidad que puede desencadenarse debido a complicadas experiencias vividas, niveles alterados de estrés, cambios hormonales, una mala gestión emocional o un descuido personal continuado.

En mi caso mucho tenía que ver precisamente con esto último, un descuido emocional que no sabía el infierno que podía provocarme.

En ese momento no era consciente de que las emociones son seguramente las herramientas más importantes que nos ha dado la evolución para conseguir nuestros objetivos más importantes, herramientas que hay que saber cuidar y utilizar.

Veamos ahora cómo funciona el hipocampo, compañero de equipo de la amígdala en la gestión del miedo en nuestro cerebro.

El hipocampo, la memoria emocional

La memoria emocional o hipocampo es la región cerebral en la que se registran todas las situaciones o experiencias que tienen un alto valor emocional para ti. Este registro le servirá a la amígdala para reconocer cuándo una situación puede suponer o no un peligro para tu vida.

Si la amígdala reconoce algo como amenaza, se comunicará con el cerebro reptiliano para desatar la respuesta de ansiedad e intentar ponerte a salvo.

Un mecanismo perfecto cuando el peligro es real, pero un complicado problema cuando se trata de algo irracional. Si en situaciones pasadas se registraron estímulos de manera negativa en nosotros, estos pueden acabar activando fobias, provocando ataques de pánico o trastornos de ansiedad sin ninguna necesidad.

Lo explicaré con un ejemplo para que lo entiendas mejor.

Imagina que, en tu infancia, mientras disfrutabas de la playa, una ola te arrastró dándote un gran revolcón. Diste vueltas y más vueltas, tragaste agua, no sabías dónde estabas ni cuándo acabaría todo, e incluso sentiste que podías morir.

Ante tal situación, tu amígdala se puso en marcha y activó la respuesta ansiosa en tu organismo, aunque no te dieses cuenta de ello. Puede que esa ansiedad te ayudase a darte la vuelta en el agua, a nadar más rápido y a ponerte a salvo.

Una vez pasada la situación, esta información quedó almacenada en tu memoria emocional. Teniendo en cuenta el peligro que corrías y que tal vez la situación fuera nueva para ti y no contaras con recursos para resolverla, esa experiencia tuvo un fuerte impacto emocional y tu hipocampo registró la palabra «peligro de muerte» ante este tipo de situaciones.

A raíz de este registro, es posible que en el futuro percibas el mar, las piscinas o el agua en general como una amenaza, y tu memoria emocional responda con ansiedad con la intención de ponerte a salvo. La respuesta será automática e involuntaria, sin que te des cuenta de ello. Tu amígdala, al consultar con el hipocampo, reconoce la amenaza asociada a esa vivencia pasada.

Es comprensible que evites a toda costa exponerte a ese tipo de situaciones si fueron registradas como peligrosas en el pasado. El problema es que, cuanto menos las afrontes, más te incapacitará el miedo, pues al evitar el impacto emocional negativo que te hace sentir, el registro negativo se hace mayor. Así es como funciona el complejo mecanismo del miedo.

Este ejemplo puede extrapolarse a cualquier tipo de situación o experiencia que hayas vivido, y tal vez te ayude a descubrir la raíz de tus temores más limitantes.

Todo se reduce a que, en este camino corto de la respuesta a las posibles amenazas, nuestro cuerpo y nuestra mente responden con la emoción de la ansiedad, una reacción automática y desmesurada tan potente como el fin que persigue: ayudarnos a sobrevivir. Esta respuesta se activa cuando nuestra amígdala se comunica con el más antiguo de los organismos cerebrales de que disponemos: nuestro cerebro de reptil. Veamos cómo funciona.

El cerebro reptiliano

«En la lucha entre el razonamiento y el instinto, a menudo es el instinto el que triunfa».

IMMANUEL KANT

Como ahora ya sabes, el hecho de evaluar una situación como peligrosa activa unos síntomas tan potentes como complicados de gestionar. Todo esto se explica por la activación del complejo cerebral más antiguo con el que contamos: el cerebro reptiliano.

La denominación de «reptiliano» se debe a que fue el primer cerebro que la naturaleza nos otorgó, iniciándose en los reptiles hace más de quinientos millones de años. El ser humano evolucionó y con su desarrollo nuestra materia gris dio lugar al sistema emocional y más tarde al racional, quedando todos unidos en nuestro cerebro.

El cerebro reptiliano es instintivo y se encarga de desencadenar una reacción en nuestro organismo para ayudarnos a enfrentarnos a ese peligro potencial que nuestro cerebro emocional ha considerado como real. Se trata de una reacción que nos prepara para el ataque o la huida, las respuestas que este sistema entiende como válidas para mantenernos con vida.

Para cumplir con su misión y garantizar nuestra supervivencia, este cerebro controla funciones básicas del organismo tales como:

- El flujo sanguíneo, mediante los latidos del corazón.
- La temperatura del cuerpo, mediante mecanismos como la sudoración.
- El subconsciente.
- La digestión.

- El equilibrio.
- La vista.

Si sufres o has sufrido ansiedad, estoy seguro de que al leer esto te has dado cuenta de algo muy importante: para ayudarnos a sobrevivir, el cerebro reptiliano activa los conocidos y muchas veces insoportables síntomas de la ansiedad.

Esta es la respuesta emocional al miedo que, en el trastorno de ansiedad, se convierte en desmesurada, continua y tan extrema que nos hace sentir ataques de pánico, insufribles síntomas y las peores angustias.

Esas sensaciones son las responsables de que el descontrol emocional vaya en aumento, y son el motivo principal de que los primeros meses del trastorno de ansiedad sean los peores y más difíciles de controlar.

Cuanto peor gestionemos el miedo, más descontrolada y potente se vuelve la respuesta ansiosa, y más rápida resulta esa conexión entre el estímulo amenazante y la respuesta. Es la ansiedad la reacción que nos infunde el miedo, una reacción que busca ponernos a salvo y que será mayor y más descontrolada cuanto más impacto emocional nos genere la forma en que hemos registrado el miedo en nuestra memoria emocional. Una reacción con la que se convive a diario cuando se sufre de un trastorno de ansiedad, una realidad que puedes entender mejor conociendo «la zona ansiosa».

La zona ansiosa

Cuando la ansiedad en nuestra vida se vuelve descontrolada, una de nuestras mayores frustraciones es querer volver a toda costa a sentirnos como antes, cuando la reacción no era tan limitante ni angustiosa.

En esos momentos de lucidez, cuando la ansiedad parece haber desaparecido, reconocemos lo absurdo de algunos de nuestros miedos, el sinsentido de tanta duda y preocupación, y nos preguntamos: ¿por qué tengo que seguir sufriendo sin necesidad? ¿Qué sentido tiene todo esto?

Si te está ocurriendo algo así, o te ha ocurrido, debo decirte que no te falta razón, pues esos miedos que alimentan el problema son bastante estúpidos y no existe un verdadero motivo por el que esa angustia deba seguir molestándote.

Lo que ocurre es que tu mundo se ha llenado de dudas, catástrofes, complicados síntomas y preocupación constante, porque has entrado en lo que podríamos llamar «la zona ansiosa».

Y mientras estés en esta zona deberás aceptar que las prisas no te ayudarán a resolver este problema, sino que solo podrás derrotarlo ganando en paciencia y recuperando algo de control. Para superar esa ansiedad que sientes deberás aprender a convivir con ella, ya que tu mente, experiencias y acciones pasadas le han hecho creer a tu cerebro que el peligro es real, activando un mecanismo adaptativo en ti que, aunque no lo parezca, tiene muchísimo sentido.

Reconocer la existencia de esta zona ansiosa y ponerle nombre puede ser un primer paso para aprender a convivir con ella. Trata de verla como un espacio al que has llegado debido a varios errores, tanto de experiencia como de concepto, y del que podrás escapar cuando cambies ese erróneo modo de vivir y sentir la vida, dejando de percibir situaciones normales como peligrosas amenazas para tu seguridad.

Teniendo en cuenta la diferencia que existe entre la zona de equilibrio mental y la zona ansiosa, voy a utilizar un símil que te ayudará a comprenderlas mejor: el del funcionamiento del cuentarrevoluciones del coche.

El cuentarrevoluciones tiene una aguja que se mueve entre distintos niveles, indicando el número de revoluciones que alcanza el motor. Esta flecha se desplaza entre una zona blanca y otra roja, un color con el que se indica que estamos superando las revoluciones máximas permitidas.

Si presionas mucho el acelerador sin cambiar de marcha, el motor se revoluciona y comienza a emitir un sonido escandaloso que te advierte de la alarmante situación. En caso de no cambiar la marcha o pisar el freno, entrarás en esa zona roja en la que el motor del coche puede romperse.

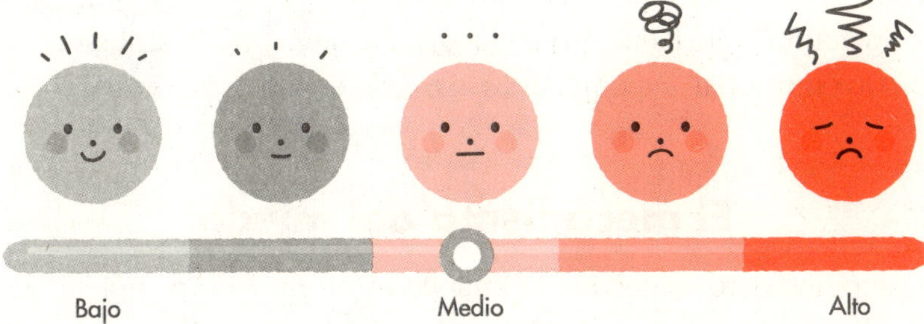

La ansiedad funciona de una forma parecida, activando y manteniendo este desequilibrio en nosotros. Una vez dentro de la zona ansiosa, nuestro cuerpo deja de funcionar como lo hacía cuando se encontraba en equilibrio. Nuestra amígdala se mantiene hiperactiva, reaccionando automáticamente y con un miedo excesivo ante estímulos que tal vez antes pudieran provocarnos risa. El nivel de estrés va en aumento y es imposible mantener la calma en nuestro cuerpo y nuestra mente, con lo cual todo va a peor.

Para bajar las revoluciones del coche cuando hemos entrado en esa zona de peligro solo hay que levantar el pie del acelerador. Pero en la vida real las cosas no son tan sencillas.

La naturaleza es sabia, y si entramos en esta zona de peligro, permaneceremos allí hasta que aprendamos a estabilizar nuestro organismo y a mantenernos así. Por esta razón, una vez que el trastorno de ansiedad se ha activado en cualquiera de sus formas, no desaparece tan fácilmente.

Es necesario entender primero cómo se activa el miedo para poder ponerte manos a la obra y volver a recuperar la calma. Espero que este capítulo te haya ayudado a entender su mecanismo y que dejes de verlo como algo malo, pues te repito que no lo es.

Una vez comprendido esto, deberás volver a utilizar la razón en la gestión de esos temores limitantes, dando el justo valor a las situaciones. Para ello, antes necesitarás calmar tu cuerpo y tu mente, reduciendo la ansiedad que sientes, para luego poder cambiar el registro emocional, exponiéndote al miedo en lugar de evitarlo.

El mecanismo del miedo

Como has visto, la gestión del miedo es un proceso complejo que implica la interacción de varios elementos, tanto internos como externos.

Para comprender cómo el miedo puede evolucionar desde una leve preocupación hasta una fobia paralizante, es necesario conocer su mecanismo. En este capítulo vas a entender mejor cuáles son las fases del miedo, cómo este puede enfermarnos y cuáles son las formas de la ansiedad.

Fase 1: La percepción del peligro

El mecanismo del miedo comienza con la evaluación de un estímulo como amenazante o peligroso.

Esta percepción depende de factores individuales como las experiencias previas, la información registrada en nuestra memoria emocional o el contexto de nuestra vida, y también de características personales y estructuras cerebrales como la amígdala y el hipocampo.

La intensidad y la naturaleza del estímulo que nos provoca miedo pueden variar, lo que da lugar a situaciones en las que este puede ser manejable y a otras con un fuerte impacto emocional, como en el caso de las fobias o los eventos traumáticos.

Finalmente, será la magnitud de la amenaza percibida la que influirá en la segunda fase de este mecanismo: la respuesta fisiológica.

Fase 2: La respuesta fisiológica

Cuando nuestro organismo identifica una situación como amenazante, el cerebro reptiliano activa la respuesta de lucha o huida, es decir, desencadena la ansiedad.

Esto provoca cambios fisiológicos como el aumento de la frecuencia cardíaca, la tensión muscular o la liberación de adrenalina y otras hormonas, ayudándonos a prepararnos para hacer frente al peligro.

La intensidad de esta respuesta puede variar según la gravedad de la amenaza percibida, algo que también depende de si estamos sufriendo un trastorno de ansiedad, problemas de estrés, fobias o traumas.

¿Qué significa esto? Pues que el estímulo puede no suponer un riesgo real, pero la persona y sus condicionantes pueden percibirlo como una terrible amenaza. Esta percepción es la que provoca la respuesta ansiosa y la manera en la que percibimos el miedo, que puede pasar de ser una ligera preocupación sin importancia a convertirse en un motivo de pánico total en quien lo vive.

Desarrollar una respuesta adaptativa a nuestros miedos implica regular esta respuesta fisiológica de manera apropiada y proporcional al estímulo. Este será uno de los factores en los que habrá que trabajar: regular y reducir la respuesta ansiosa cuando sea necesario. Y aquí entra en juego la interpretación racional. Veamos en qué consiste.

Fase 3: La interpretación racional

La forma en que interpretamos y damos significado a la experiencia influye en la gestión correcta del miedo. Dos personas pueden enfrentarse al mismo estímulo, pero sus interpretaciones pueden variar significativamente.

Como ahora sabes, no basta solo con el uso de la razón para regular el modo en que reaccionamos al miedo, y esto tiene mucho que ver con la interpretación que hacemos de él.

Si sentimos pánico hacia un elemento, como sucede con las fobias, puede que en el plano racional reconozcamos que no es necesario reaccionar así ante este tipo de situaciones, pero por mucho que lo entendamos así desde la lógica, si no actuamos sobre la ansiedad que nos provoca el estímulo, será imposible cambiar la manera en que reaccionemos.

Por ello, para conseguir gestionar de forma positiva nuestros miedos, necesitamos primero recuperar el control sobre la ansiedad que sentimos. Una vez que lo hayamos logrado, será el momento de exponernos al miedo y, a través de nuestra acción, conseguiremos doblegar esta respuesta ansiosa para poco a poco reinterpretar este tipo de temores, logrando eliminar el registro negativo que hemos almacenado en nuestra memoria emocional.

El camino para enfrentarnos a nuestros peores miedos consiste en reducir la respuesta ansiosa en nuestro organismo mientras nos exponemos al miedo y reconocemos que realmente no tenemos por qué sufrir de la manera en la que lo hacemos. En su momento la vida me demostró que este era el camino que debía seguir, y pronto te demostrará a ti que esta es la forma de enfrentarte a cualquier situación y salir victorioso.

Tratando estas fases del mecanismo del miedo conseguirás cambiar la percepción inicial que desencadena la respuesta ansiosa y de esta manera pondrás fin a tus peores miedos.

Aquí puedes ver gráficamente el funcionamiento de este evolucionado sistema de alarma con el que contamos todos los seres humanos:

1
Aparición
de los síntomas
2
Interpretación
catastrófica
3
Activación del
sistema de alarma
ON

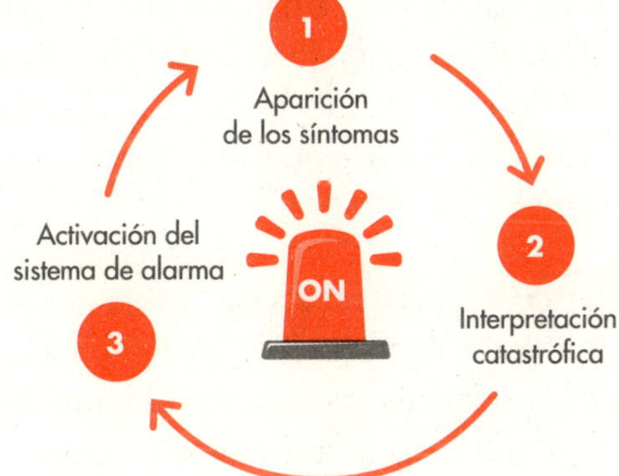

Conseguir este objetivo no es fácil, pues con la ansiedad fluyendo por nuestro organismo, nuestros sentidos estarán constantemente buscando indicios de peligro. Como consecuencia, consciente e inconscientemente, la más mínima señal de amenaza activará de nuevo un círculo vicioso en el que el miedo volverá a ser el principal protagonista.

Cuando esto ocurre, no solo la taquicardia, la sudoración o la hiperventilación aparecen en nuestro organismo, sino que también lo hacen la preocupación, la hipocondría, los temores desmedidos e incluso la sensación de perder el control o de poder morir. Síntomas tanto físicos como mentales que activan y mantienen activa la alarma, llevándonos a temer por nuestra vida de una manera tan catastrófica que muchas veces acabamos cayendo presas del pánico.

Como ves en la imagen, los síntomas (tanto físicos como mentales) (1) provocan que interpretemos de manera catastrófica la situación (2). Una situación que nos hará tener miedo de morir o de perder el control, activando nuestra ansiedad (3).

Una situación que, a su vez, aumentará la potencia de los síntomas, retroalimentando y manteniendo este círculo vicioso del miedo activo.

El principal problema de esta cadena es que nuestro estado de alarma se pone en marcha sin necesidad, ya que no existe una amenaza real, sino simplemente una interpretación catastrofista de la situación, fruto del malestar que sentimos. Si además no somos capaces de comprender qué nos ocurre ni por qué, el problema se agravará todavía más.

Esta reacción descontrolada hará que tendamos a evitar todas aquellas situaciones que nos provocan esta reacción de miedo extremo y así, sin darnos cuenta, estaremos haciendo nuestros temores mucho más poderosos de lo que realmente son.

Veámoslo con un ejemplo para entenderlo mejor.

Imagina a una mujer que de niña sufrió un evento traumático asociado a un accidente de tráfico.

Ese trauma creó un registro con muchísimo impacto emocional en su memoria, de modo que cuando tenga que exponerse a una situación parecida a la que vivió, experimentará una fuerte ansiedad que la llevará a sentir pánico.

Si esta mujer desconoce lo que le sucede y por qué, se sentirá abrumada por la ansiedad y sus síntomas, tanto en la mente como en el cuerpo. Esto la convencerá de que no hay mejor respuesta que alejarse de todo aquello que le provoque ese tipo de ansiedad.

Pero, como ya imaginarás, el problema no se resolverá huyendo de él. Al desconocer el funcionamiento de este círculo vicioso del miedo, la mujer no se dará cuenta de que evitando la situación lo único que hace es que ese estímulo que le provoca tanto temor, cada vez le provoque más y más pánico. Es más, el miedo se hará tan grande que posiblemente comience a evitar situaciones que puedan tener cualquier relación con el estímulo que le provoca tanto temor, limitando cada vez más su vida.

Este mecanismo es el que hace que una persona con fobia al agua debido a un suceso traumático pueda pasar, de temer bañarse en mares con fuerte oleaje a temer incluso darse una ducha. O que una persona con estrés postraumático no tratado pueda acabar sufriendo fobia social o agorafobia y limite su vida a los muros de su casa. También es el responsable de que una preocupación leve termine por crear personas hipocondríacas con trastornos de ansiedad que parecen imposibles de superar.

La evitación hace que el problema se vuelva mucho más grande, ya que da valor a ese registro emocional tan negativo que se instaló en el hipocampo.

La solución no está en evitar la situación, sino en frenar ese círculo vicioso del miedo hasta conseguir cambiar el registro negativo por un registro normal. O, dicho de otra forma, hasta volver a confiar en la vida y en sus posibilidades.

Para acabar con la manera patológica en que nos enfrentamos al miedo, debemos ser conscientes de que el peligro no es real, sino una percepción fruto del trastorno que sufrimos, o de la manera exagerada en que vivimos esos temores.

Algo fácil de decir, pero no tanto de poner en práctica, ya que, movidos por nuestra ansiedad, como ahora bien sabes, no razonamos en condiciones.

La solución para romper este círculo vicioso del miedo está en aprender a experimentar los síntomas de la ansiedad (tanto físicos como mentales), aceptándolos como lo que son realmente (solo es ansiedad), hasta reducir esa reacción ansiosa y reconocer que tenemos el control, modificando así esas interpretaciones catastrofistas y ese registro emocional tan negativo.

Para conseguirlo, debemos actuar cuando reconocemos que nos estamos dejando llevar por la ansiedad.

SOLO ES ANSIEDAD...
1
Aparición de los síntomas
2
Interpretación catastrófica
3
Activación del sistema de alarma
OFF

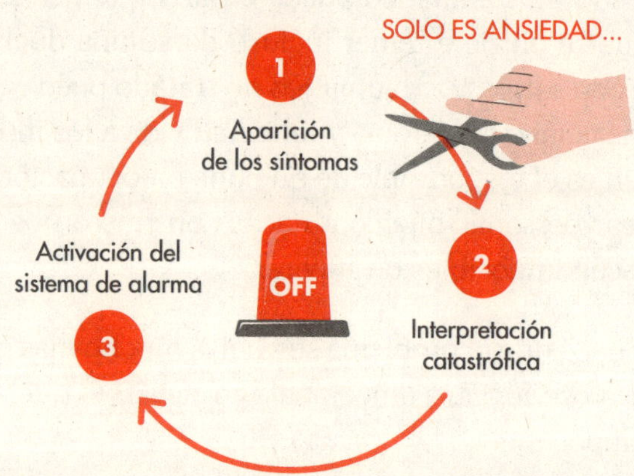

En esos momentos de angustia necesitamos recordarnos una y otra vez que han sido cientos o miles las ocasiones en las que hemos sentido y temido esas mismas ideas o posibilidades catastróficas. Situaciones temidas en las que jamás ha ocurrido nada, ya que simplemente fuimos nosotros quienes las creamos como consecuencia de vivir en este estado alterado y alarmado.

Existen muchas técnicas que pueden ayudarte a mantener la calma y recuperar el control: ejercicios como la respiración diafragmática, técnicas de distracción o la meditación. Si nunca las has puesto en práctica, no te preocupes: pronto las descubrirás.

Sé que el camino no es sencillo. Habrá días y semanas en los que, cuando surja ese temor excesivo, conseguirás repetirte que «solo es ansiedad» y podrás mantenerla a raya. Pero también habrá muchos otros en los que esta alarma te seguirá arrastrando entre dudas y temores. Por eso, es importante que practiques estos ejercicios una y otra vez para aprender a hacer frente a tus peores miedos.

El mejor remedio es no desanimarse y seguir practicando, tomarse esta realidad como un juego en el que vas mejorando y subiendo de nivel, aunque solo sea levemente. Ya verás que cuanto más lo hagas, más sencillo te será interpretar de forma correcta la situación en lugar de dejarte arrastrar por el pánico.

Cuanto más trabajes esta aceptación de la ansiedad ante ciertas situaciones, antes recuperarás el control y podrás disfrutar de tu vida, con o sin miedos limitantes.

Pero antes de trabajar en el cambio, vamos a hablar sobre los principales miedos que nos rodean y la forma en la que nos enferman, para que puedas reconocer qué es lo que te está sucediendo.

LOS TEMORES EN LA ACTUALIDAD

«El miedo es una herramienta valiosa. Nos advierte del peligro y nos impulsa a tomar medidas para protegernos».

NANCY PEARL

El miedo es una emoción que ha acompañado al ser humano a lo largo de toda su existencia, ayudándole a adaptarse a los peligros y a sobrevivir como especie. De la misma manera que la vida humana está en constante cambio, también lo están los miedos.

En la actualidad, los seres humanos vivimos sometidos a muchos y extremos cambios, algo que, sin duda, pasa factura en lo que respecta a la gestión emocional del miedo.

Miedos endógenos y miedos aprendidos

Los principales temores a los que debían enfrentarse nuestros antepasados estaban, en su mayoría, relacionados con enfermedades o con el entorno natural. Las principales amenazas eran epidemias como la peste y la viruela, incendios causados por rayos, plagas que destruían cosechas o propiciaban enfermedades, terremotos y erupciones volcánicas.

Como consecuencia de haber convivido con estos temores durante milenios, la evolución grabó estos peligros en nuestros genes para ayudarnos a sobrevivir. A esos temores que vienen programados en nuestros genes y suelen ser comunes en todas las personas se los conoce como miedos endógenos.

La ciencia ha demostrado esta herencia genética del miedo en muchos estudios, lo que nos ha ayudado a entender que algunas de las fobias más comunes hoy en día, como el miedo a las arañas o a las serpientes, tuvieron su origen hace miles de años, en una época en la que estos animales eran una de las principales causas de muerte.

A causa de ello, el miedo se extendió tanto que quedó grabado en la genética de los seres humanos, haciendo más fácil la respuesta ansiosa ante este tipo de situaciones, y mejorando así el nivel de supervivencia.

Como ves, el miedo es una emoción natural y necesaria que siempre existirá en nosotros, y es fundamental reconocerlo para disfrutar de una vida sana. No se trata de desterrar el miedo de nuestra vida, sino de evitar que nos limite y nos enferme.

Pero además de los miedos endógenos, existe otro tipo de miedos: aquellos que hemos aprendido.

Podríamos decir que todos nacemos con un cuerpo y una mente que nos vienen de serie. Pero casi todo lo que somos y hacemos depende más de las circunstancias personales y experiencias vividas que de nuestros genes o cualidades. Esto mismo sucede con nuestros miedos.

Así, podemos ver cómo uno de los primeros temores que surgen en las personas es el miedo a la oscuridad que se da en la niñez. Más tarde, en la adolescencia, puede surgir el miedo a defraudar a los padres o a sentirnos humillados y pasar vergüenza. En la etapa adulta, los principales temores están relacionados con la pareja o el éxito profesional. Y en la vejez tienen más que ver con la dependencia, la soledad y la muerte.

Muchos de los miedos aprendidos están relacionados con los nuevos tiempos y con situaciones derivadas de ellos, como las redes sociales, la tecnología o los numerosos cambios que vivimos. En esta evolución constante, una vez que surge el miedo, nace la reacción al temor, y nuestro cerebro archiva esa información. De esta manera, se podría decir que los seres humanos primero reaccionamos con miedo y después aprendemos a reconocerlo y a darle el justo valor.

La evolución es sabia y seguramente, en el futuro, muchos de los nuevos temores que hoy en día afrontamos serán gestionados de una manera más lógica y menos ansiosa, pues es lo que ocurre cuando un miedo evoluciona en el tiempo. Seguramente, cuando se desencadena una tormenta, por mucho que sientas la emoción del miedo dentro de ti, no sales despavorido, como sí hacían nuestros antepasados cuando vivían en las cavernas. Tras siglos de evolución, hemos aprendido que no hay nada que temer.

Es así como los miedos evolucionan y como aprendemos a gestionarlos.

Pero hasta que eso ocurre, es normal que reaccionemos de manera desmesurada, y que recibir un mensaje de nuestra pareja con el texto «tenemos que hablar» nos afecte como le afectaría a un hombre primitivo que se le acercara una serpiente venenosa.

En la actualidad, el exceso de información, los avances tecnológicos para los que no estamos preparados, la capacidad de descubrir noticias alarmantes a cada instante o la exposición descontrolada a emociones con un fuerte impacto emocional —aunque sea desde la seguridad de nuestro sofá— son la mecha que enciende los trastornos emocionales, una de las plagas de este siglo. Estos niveles anormales de miedo y la forma incorrecta de gestionarlos nos causan trastornos y disfunciones que limitan nuestra capacidad de disfrutar de la vida.

Aunque pueda parecernos extraño, cuanto más avanza nuestra sociedad, más inseguridad sentimos. Esto parece deberse a que los seres humanos —o más bien nuestros cerebros— no estamos preparados para tantos cambios, y menos aún de la manera tan rápida en que se producen.

La estadística y los estudios demuestran este hecho: vivir un desarrollo tan acelerado y poseer tanta información producen más incertidumbre y ansiedad que seguridad y paz mental.

Los nuevos miedos

El trastorno de ansiedad es el problema de salud mental más extendido en el mundo, y una de sus principales causas es esta vida loca y acelerada que llevamos, en la que no dejan de aparecer cambios y avances para los que no nos sentimos preparados.

A diferencia del resto de los seres vivos, que sienten miedo y actúan solamente si la situación de amenaza es real, el ser humano es capaz de sentir temor ante circunstancias que no son reales ni tangibles. Vivimos expuestos a temores que nunca han existido y nos sentimos indefensos ante ellos porque no tenemos recursos para afrontarlos. Para empezar a combatirlos, primero hay que conocerlos bien, así que vamos a profundizar en ellos.

Miedo a perder el trabajo

Para entender mejor el motivo de este temor que a muchos aterroriza, debemos tener en cuenta que el trabajo es una de las bases de nuestro desarrollo, tanto individual como social. Trabajar nos hace sentir activos, nos permite establecer nuevas relaciones, aumentar nuestra autoestima y gozar de independencia económica. Esto último tiene mucho que ver con uno de los miedos primarios más extendidos en el ser humano: el miedo endógeno a la pérdida de autonomía.

La incertidumbre creada por los avances tecnológicos, la crisis financiera, la globalización y los cambios sociales nos hacen sentir cada vez más inseguridad sobre nuestro futuro. La prosperidad de la que gozaban nuestros padres ya no existe como tal y muchas veces nos resulta difícil ver signos de mejora.

Solo hacer falta echar un vistazo a las estadísticas: según los datos oficiales de la Encuesta de Población Activa (EPA), el 91 % de todos los empleos destruidos en los últimos cinco años (3,2 millones) los ocupaban personas menores de treinta y cinco años.

Unos datos que, unidos a otros graves problemas como el alocado coste de los pisos de alquiler, han provocado que más del 60 % de los menores de treinta y cuatro años en España sigan viviendo con sus padres, como se desprende de los resultados de la Encuesta a la Juventud realizada en Catalunya en el año 2022.

Miedo a las enfermedades y a la muerte

El 5 de mayo de 2023 la OMS declaró el fin de la pandemia por COVID-19, más de tres años después de su inicio. Tres años horribles que comenzaron el 14 de marzo de 2020 cuando un extraño virus conocido como SARS-CoV-2 provocó una epidemia global descontrolada para la que el mundo no estaba preparado.

Millones de personas perdieron la vida en una de las peores pandemias de la historia de la humanidad. Se tuvieron que llevar a cabo medidas drásticas, como la cuarentena, que mantuvo a buena parte del mundo encerrada en sus casas durante meses.

El miedo entre la sociedad se propagó a la misma velocidad que lo hacía el virus. El miedo a la muerte, a la pérdida del trabajo, a las catástrofes, a salir de casa o a la soledad fueron las principales preocupaciones que angustiaban a las personas.

Con la llegada del COVID-19 se dispararon también los niveles de estrés y ansiedad entre la población. Según un informe científico publicado por la OMS, solo en el primer año de pandemia por COVID, la prevalencia mundial de la ansiedad y la depresión aumentó más de un 25%.

El hecho de haber tenido que hacer frente casi diariamente durante más de tres años a los temores endógenos que más preocupan a los seres humanos, como el miedo a la muerte, los virus y las epidemias, ha causado estragos en todos nosotros, por mucho que nos cueste aceptarlo.

Afortunadamente parece que el virus está ya controlado, aunque la pandemia nos ha hecho vivir con la espada de Damocles sobre nuestras cabezas demasiado tiempo.

Miedo provocado por los avances tecnológicos

Robots futuristas, inteligencia artificial, coches autónomos y muchos otros avances podrían ser utilizados para mejorar la calidad de nuestra existencia, pero parece que en realidad se persigue todo lo contrario.

En lugar de ayudar a diseñar un futuro mejor, muchos sentimos que el objetivo real de todos estos avances está más centrado en sustituir a los trabajadores por máquinas o en aumentar los beneficios empresariales. Estos avances buscan que las máquinas sean cada vez más capaces y aumenten la productividad, y también que con sus avanzados *softwares* se llegue incluso a replicar la conducta humana para sustituir a las personas.

Todo ello para mantener la ventaja competitiva en las empresas, producir más que la competencia y obtener mayores beneficios para seguir en la cúspide de una carrera sin fin en este mundo globalizado.

Una carrera sin fin que, además de crear miedos y problemas de salud mental en las personas, también afecta directamente al entorno en el que habitamos.

Miedo al cambio climático

En las últimas décadas, se ha hecho más daño a la Tierra que en los miles de años anteriores. La deforestación, el calentamiento global, la extinción de miles de especies y la aparición del agujero en la capa de ozono son solo algunas consecuencias del constante maltrato al que sometemos al planeta.

Lo peor de todo es que la mayoría de estos daños son provocados por las grandes corporaciones, que actúan ante gobiernos con poca vocación de cambiar realmente las cosas. Ser conscientes de esta realidad, del limitado margen de maniobra que realmente tenemos y del poco tiempo del que disponemos para revertir este proceso de destrucción, está provocando que cada vez más personas sientan lo que se llama «ecoansiedad».

Este término ha surgido en el ámbito académico, psicológico y ambiental para explicar un fenómeno que ha emergido como una respuesta emocional al cambio climático y la crisis ambiental, y al temor que todo ello nos genera.

La ecoansiedad se caracteriza por sentir angustia, miedo y preocupación constante sobre las consecuencias del deterioro ambiental. Quienes experimentan este tipo de ansiedad a menudo sienten una carga emocional abrumadora al confrontar la realidad del cambio climático y sus impactos en el presente que todos vivimos.

Esta ansiedad tiene su origen en la comprensión creciente de la magnitud de problemas ambientales, como el aumento de las temperaturas, la pérdida de biodiversidad, desastres naturales provocados por estos cambios climáticos extremos o el agotamiento de recursos naturales. A medida que la conciencia sobre el cambio climático está creciendo, son más también las personas que, sintiéndose impotentes, temen las consecuencias y sufren este tipo de ansiedad.

La atracción del ser humano por las malas noticias

«La prensa da a la gente lo que quiere,
y la gente parece querer malas noticias.
Así que eso es lo que obtienen».

NOAM CHOMSKY

El cerebro humano responde a lo imaginado de la misma manera que a lo vivido, y es un hecho demostrado por la ciencia que nuestro organismo reacciona ante el miedo real de la misma manera que ante el miedo imaginado, segregando hormonas del estrés con la intención de enfrentarse a esa situación que lo provocó.

Si mantenemos estas hormonas en nuestro organismo de manera continua, el cuerpo enferma tanto psicológica como físicamente.

Teniendo esto en cuenta, se torna fundamental aprender a seleccionar muy bien lo que vamos a introducir en nuestro cerebro, ya que desgraciadamente tendemos a hacer todo lo contrario, añadiendo sufrimiento innecesario a nuestro día a día.

Como ya te he contado, los atracones de contenido terrorífico que me pegaba con el objetivo de inspirarme para escribir mi novela fueron fatales para mí, hasta el punto de activarme fobias.

Superar el problema requería de mi calma y de recordar lo que aprendí en mi anterior experiencia con la ansiedad. Pero, sobre todo, requería de mucho trabajo personal y de muchos cambios. Dejar de consumir contenidos de terror en cualquiera de sus formas y noticias negativas fue uno de los primeros que introduje. Reducir el estrés y la hiperactividad de mi amígdala era fundamental si quería volver a estar bien. Y aunque recurrí a la meditación, al ejercicio y a técnicas como la respiración diafragmática, que hacían efecto poco a poco tras muchas semanas de práctica, no bastaba con ello. Necesitaba eliminar lo que no me ayudaba a estar bien, algo fundamental cuando pasas por un trastorno de ansiedad o sufres alguna fobia, obsesión o trauma que limita tu vida.

He estudiado a fondo este tema y voy a exponerte algunos datos que he recopilado, para que entiendas mejor cómo somos y cómo nos afecta llenar nuestro presente con este tipo de información.

Mientras investigaba me di cuenta de algo alucinante: empacharme de contenido terrorífico sin orden ni control no era algo tan raro ni extraordinario. Aunque pueda parecer extraño, los humanos tenemos la tendencia y el instinto de intentar absorber el mayor número de noticias e información negativa.

Nos encanta atraer miedos y alarmas a nuestra realidad, aunque sea en forma de noticias o películas de terror. Lo hacemos con tanta frecuencia que la ciencia le ha puesto un nombre a este fenómeno, el *doomscrolling*.

El *doomscrolling*

El término hace referencia al acto de absorber un exceso de noticias negativas o preocupantes, saltando sin pausa de una noticia mala a otra. Se trata de un hábito muy común hoy en día debido al uso generalizado de móviles y redes sociales, y los científicos han demostrado que afecta muy negativamente a nuestro cerebro.

Aunque no voy a entrar en detalle en los estudios realizados al respecto, sí me gustaría mostrarte algunos datos relevantes:

- Un reciente estudio realizado por el instituto Outbrain en 17 países con más de mil participantes reveló que las personas prefieren consumir las noticias negativas ocho veces más que las positivas. Según este estudio, los titulares con superlativos positivos tuvieron un rendimiento peor en un 29%; en cambio, aquellos con superlativos negativos tuvieron un mejor rendimiento en un 30%. Además, la tasa de clics promedio en los titulares con superlativos negativos fue sorprendentemente un 63% más alta que la de sus contrapartes positivas.[1] Otro trabajo de investigación de la Universidad de Essex, en Reino Unido, reveló que solo dos minutos diarios de *doomscrolling* tienen un efecto directo y muy negativo en nuestro estado de ánimo.[2]
- Según un estudio realizado por el Pew Research Center, la mayoría de las personas (un 63%) sienten que el consumo de noticias negativas les provoca ansiedad o estrés, experimentando mayores niveles en comparación con aquellos que estaban expuestos a noticias positivas o neutrales en una proporción de cinco a uno.[3]

A pesar de conocer el efecto negativo que nos provoca esta práctica, las personas seguimos prefiriendo la alarma, el miedo y las noticias negativas a las positivas. Es más, tenemos una necesidad

---

1 Alan Draper, «New Outbrain Study Says Negative Headlines Do Better Than Positive», *Business 2 Community*, 15 de marzo de 2014, <https://www.business2community.com/blogging/new-outbrain-study-says-negative-headlines-better-positive-0810707>.

2 University of Essex, «Just two minutes of doom and gloom on social media can drag us down | University of Essex», University of Essex, 15 de octubre de 2021, <https://www.essex.ac.uk/news/2021/10/15/just-two-minutes-of-doom-and-gloom-on-social-media-can-drag-us-down>.

3 «Depression, anxiety, stress or mental health issues», Pew Research Center: Internet, Science & Tech, consultado el 5 de marzo de 2024, <https://www.pewresearch.org/internet/2009/06/11/depression-anxiety-stress-or-mental-health-issues/>.

extrema y enfermiza de consumir sin orden ni concierto este tipo de información. ¿Por qué? El motivo principal parece ser una inclinación psicológica llamada «sesgo de negatividad», una forma de actuar que nos incita a prestar más atención a la información negativa que a la positiva. Vamos a descubrir en qué consiste.

El sesgo de negatividad

«La mente humana tiene una extraña habilidad para aferrarse a lo negativo; es como si las sombras fueran más profundas y duraderas que la luz».

Carl Gustav Jung

En psicología, el «sesgo de negatividad» hace referencia a la orientación humana hacia las malas noticias, un fenómeno psicológico por el cual la gente presta más atención y da más peso a las experiencias negativas que a las positivas. Algo que, como verás, está muy relacionado con el miedo y nuestro proceso de aprendizaje.

Según esta manera de actuar, los estímulos negativos y peligrosos son más llamativos y dominantes que los positivos, y la respuesta a las amenazas es más rápida y potente que la respuesta a las oportunidades y los placeres.

Este fenómeno está tan extendido que se puede considerar una ley fundamental en psicología. Existe una teoría evolucionista sobre este sesgo que lo explica, ya que es la misma evolución la que nos ha hecho así.

Esta teoría evolucionista demuestra que el hecho de que los sucesos alarmantes tengan más poder que los positivos es algo adaptativo. Se trata de una respuesta simple pero directa que tiene que ver mucho con la ansiedad, ya que responder a la vida de esta manera promueve nuestra supervivencia.

Tras investigar más, comprendí que poder observar estos peligros potenciales desde la seguridad de nuestro sofá crea una distancia psicológica entre nosotros y la violencia, lo que nos proporciona una agradable sensación de control. Esa sensación, sumada a la activación de la respuesta ansiosa, puede ayudarnos a responder a estas amenazas preparándonos para este tipo de sucesos, gracias a la distancia emocional y la seguridad desde la que los estamos viendo.

No obstante, sabiendo que un hecho imaginado activa las mismas regiones cerebrales que una experiencia vivida, hay que tener cuidado, pues esto genera una emoción, con una reacción y una respuesta. Como consecuencia, si nos alimentamos de miedo en exceso, aumentarán nuestros niveles de estrés y estaremos activando constantemente la amígdala para poder hacer frente a esa situación.

En mi caso, no sentía ningún peligro mientras atraía miedos desde la tranquilidad de mi casa; más bien todo lo contrario.

Me sentía libre de peligro, permitiéndome el lujo de buscar sensaciones de miedo y peligro, pues sabía perfectamente que no iba a pasarme nada. O eso al menos creía yo, pues no era consciente de que tantas hormonas y tanta activación ansiosa podían poner en marcha esa bomba emocional que todos llevamos de serie.

Como te contaba antes, el hecho de buscar activamente las malas noticias tiene un sentido adaptativo, pues saber que esa realidad negativa que observamos no puede hacernos daño nos ayuda a evaluar racional y emocionalmente esa situación sin ponernos en riesgo. Al conocer los peligros y desarrollar una posible respuesta para enfrentarnos a ellos, aumentamos nuestras posibilidades de sobrevivir.

Seguramente por esto a nuestros antepasados les encantaba reunirse frente a una hoguera y escuchar historias de terror, pues se trata de la misma acción adaptativa para tratar de descubrir la mejor respuesta a ese tipo de situaciones sin correr ningún riesgo.

La historia evolucionista ha demostrado que los organismos mejor preparados para responder a las amenazas han sobrevivido y han podido así pasar sus genes. Una persona que ignora una oportunidad puede lamentarlo, pero nada terrible le sucederá e incluso puede tener más oportunidades futuras.

Sin embargo, la persona que ignora el peligro una sola vez puede acabar muerta. Así pues, queda demostrado que la supervivencia requiere una atención especial y urgente a los sucesos negativos o peligrosos, mientras que ocuparse de los buenos se percibe como algo mucho menos urgente.

Las cosas malas, asimismo, nos señalan la necesidad de cambiar algo en nosotros, obligándonos a una autorregulación y mejora personal. Una mínima exposición a los peligros de la vida es siempre aconsejable para tener más recursos con los que enfrentarse a situaciones potencialmente peligrosas y desconocidas en el futuro.

No obstante, es importante recordar que el consumo excesivo de este tipo de contenidos puede tener efectos nefastos en nosotros: estrés, ansiedad y otros problemas de salud mental difíciles de controlar y de revertir. Cuando se llega a este punto de intoxicación, la práctica deja de tener un sentido adaptativo y provoca justamente todo lo contrario, que cada vez nos sintamos más indefensos e incapaces de afrontar el miedo.

Por eso se hace totalmente necesaria una urgente desintoxicación de las malas noticias y los temores, reconocer que somos nosotros los que tenemos el control y no las redes o la tecnología. Solo así podremos enfrentarnos al miedo de una manera positiva y reducir el daño que pueda estar causándonos.

Tu predisposición y tu historia personal también influyen

Aunque todos los seres humanos compartimos una historia común, unos miedos endógenos y una atracción hacia el peligro y las malas noticias, es obvio que no todos sufrimos por igual ante el miedo.

Fruto de mis investigaciones, descubrí que yo era una persona tendencialmente ansiosa, es decir, que había nacido con una predisposición mayor que otros individuos a sufrir problemas de ansiedad. Tal vez también sea tu caso.

Esta predisposición se conoce como **ansiedad rasgo** y hace referencia a la tendencia de ciertas personas a reaccionar de forma ansiosa, lo que las hace más propensas a poder sufrir trastornos de ansiedad.

Esto no me hace sentir diferente, sino todo lo contrario. Gracias al hecho de tomar conciencia de ello he conocido la ansiedad en detalle y he desarrollado herramientas para lidiar con ella, siendo capaz de controlarla para que no derive en problemas mayores. De algún modo, saber de mi tendencia ansiosa me ha ayudado a conocerme mejor y a mejorar muchos aspectos de mi vida.

Te cuento todo esto para que pienses en tu particular realidad y entiendas la importancia de saber cuidarte. Si no lo haces, puedes acabar atrayendo emociones sin orden ni sentido a tu vida, lo que a su vez puede provocarte graves problemas, tanto si eres tendencialmente ansioso como si no.

Todos tenemos nuestra particular historia personal, repleta de cosas bonitas, pero también de momentos que podríamos considerar horribles.

En mayor o menor medida, cada uno ha pasado por algún tipo de trauma a lo largo de su vida, aunque tal vez no seamos del todo conscientes de ello. Pueden ser accidentes, experiencias complicadas, descuido personal, duelos mal gestionados y muchas otras situaciones y vivencias complicadas que han quedado registradas en nuestra memoria emocional.

Por circunstancias de la vida puede darse el caso de que nada reactive esos traumas que viven en nosotros, pero también puede que sí suceda.

Todos conocemos el dicho de «si juegas con fuego, acabas quemándote», y esto es lo que puede sucedernos si atraemos emociones fuertes.

Al atraer temores, sentimientos negativos o noticias alarmantes, podemos estar activando sin darnos cuenta la reacción extrema a un trauma o a una experiencia dolorosa. Así fue como yo activé mis fobias, y tal vez también a ti te haya ocurrido algo parecido.

Para poder ponerle remedio, es fundamental que comprendas lo que te sucede, qué tipo de miedo sufres y cómo este afecta a tu salud. Hablaremos de ello a continuación.

CUANDO EL MIEDO NOS ENFERMA

«Nuestros miedos siempre son más grandes en nuestra mente que en la realidad».

EPÍCTETO

Vivir con un trastorno de ansiedad es vivir con un temor intenso y continuo. Una alarma que nos hace sentir que algo malo va a ocurrirnos. Cuando sufrimos este trastorno vivimos dominados por esta emoción, con un temor constante, irracional y enfermizo que, aunque reconozcamos como tal, nos mantiene permanentemente alarmados y preocupados.

El elemento que activa la ansiedad es siempre el miedo. Una o varias sensaciones de temor indican la existencia de un posible peligro por el que nuestro organismo debe reaccionar para ponerse a salvo.

Pero ¿qué sucede cuando estos síntomas surgen ante situaciones que no suponen ningún peligro real? ¿Qué ocurre cuando vivimos con ese tipo de estímulos entendidos como peligrosos a diario? ¿Y cómo afecta a nuestro cuerpo y a nuestra mente esta reacción ante situaciones tan comunes y necesarias para la vida como puede ser salir a la calle o socializar?

Aprendemos a tener y registrar temores porque nos ayudan a enfrentarnos de forma más adecuada a escenarios potencialmente peligrosos. Como hemos visto, el miedo es tremendamente útil para nuestra supervivencia. Pero cuando se sufre un *trastorno de ansiedad*, ese mecanismo de alarma tan perfecto deja de funcionar correctamente, activándose y manteniéndose activo sin necesidad, haciéndonos reaccionar con pánico aunque no exista ninguna amenaza real. Así, el miedo deja de ser adaptativo y se convierte en patológico.

El trastorno de ansiedad

Son muchas las formas en las que el trastorno de ansiedad puede presentarse. Voy a intentar profundizar en cada una de ellas para que puedas identificar si estás sufriendo este trastorno en alguna de sus manifestaciones.

Según el *Manual de Diagnóstico Estadístico de Trastornos Mentales (DSM-V)* existen estos tipos de ansiedad:

- Fobias específicas
- Agorafobia
- Fobia social
- Trastorno Obsesivo Compulsivo (TOC)
- Trastorno de Ansiedad Generalizada (TAG)
- Trastorno de Angustia o Trastorno de Pánico
- Trastorno por estrés postraumático (TEPT)

Algunos de los modos en que se presenta este mecanismo de alarma pueden ser «aparentemente extraños», como en el caso de las fobias, del TOC o del TEPT. Por ello, resulta fundamental evaluar tus circunstancias particulares para identificar qué tipos de trastorno puedes estar sufriendo y así poder trabajar con más precisión en el tratamiento.

Fobias específicas

Las *fobias específicas* son respuestas elevadas de estrés o temor irracional, que se experimentan frente a situaciones u objetos específicos o ante la anticipación e imaginación de estos.

Esta manifestación de la ansiedad es duradera y constante en el tiempo. Produce reacciones físicas y psicológicas muy potentes, que pueden afectar a nuestra capacidad de desempeñarnos ante situaciones cotidianas, que a su vez pueden estar relacionadas con el estímulo que nos provoca ansiedad, como el trabajo, la escuela o los entornos sociales. Cuanto más nos afecten y limiten las fobias, más importante será tratarlas.

Seguramente esta sea la forma más común en que se presenta la ansiedad, uno de los principales motivos por el que muchos hemos corrido a urgencias tras sentir esos alarmantes síntomas que nos hacen temer por nuestra vida. Para reconocer si sufrimos una fobia debemos evaluar si:

- Nuestra respuesta a ese estímulo o situación es desproporcionada.
- La percepción del daño es demasiado subjetiva e irracional.
- Nos genera evitación, es decir evitamos esas situaciones o elementos.
- Nos condiciona y limita, generando cambios o dificultades en otras áreas de nuestra vida.

Un temor irracional puede resultar molesto, pero no se considera fobia específica a menos que produzca una alteración grave en nuestra vida de manera continuada.

El origen de las fobias puede ser tanto un hecho traumático vivido como la mera observación de una experiencia negativa externa a nosotros.

Las causas más comunes del origen de las fobias suelen ser:

- Traumas en la infancia (una de las causas más comunes).
- Traumas durante la adolescencia.
- Imitación o comportamiento aprendido.
- Genética.
- Peligrosidad del estímulo percibido o de la situación que crea la fobia.
- Creencias o costumbres culturales.

El miedo actúa como respuesta ante una posible amenaza, ya sea esta real o imaginaria. Es una emoción que, en su justa medida, puede ayudar a que nos mantengamos seguros. El problema se da cuando extremamos de manera inconsciente este riesgo.

Cuando el miedo es irracional y desproporcionado nacen las fobias, una realidad que puede tener un efecto muy negativo en nuestra calidad de vida.

A continuación, repasaremos los tipos de fobias más comunes:

Fobia a conducir

Esta fobia pudo nacer tanto de un trauma o situación vivida como de temores aprendidos. Suele aparecer en personas que han sufrido un accidente de tráfico o que lo han vivido en su entorno cercano. La asociación pudo iniciarse hacia un tipo de vehículos o circunstancias en concreto, pero es muy común que se extienda con el tiempo a todo tipo de situaciones que puedan tener que ver con esa experiencia inicial.

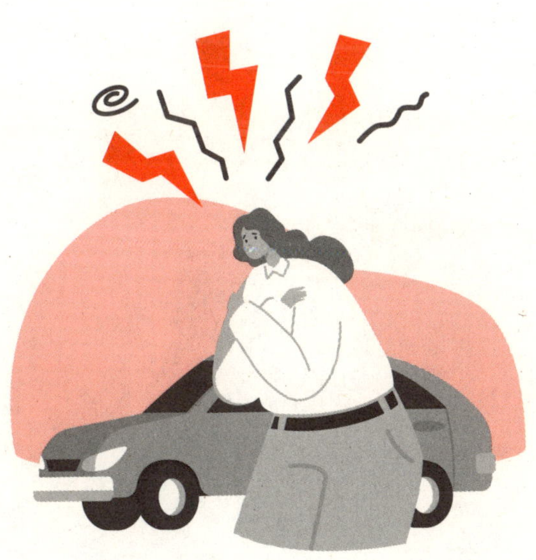

Fobia a volar

Esta asociación de peligro ante el hecho de volar es muy común, ya que puede deberse a muchas y muy distintas causas: ideas erróneas, falta de información sobre el funcionamiento de los aviones, experiencias estresantes vividas o conocidas (hay muchas películas sobre terribles accidentes aéreos), la claustrofobia o el miedo a las alturas. Pueden ser tantos los motivos que no sorprende que esta sea la fobia más común en los seres humanos. De hecho, solo un 5 % de la población no sufre ningún tipo de miedo cuando sube a un avión.

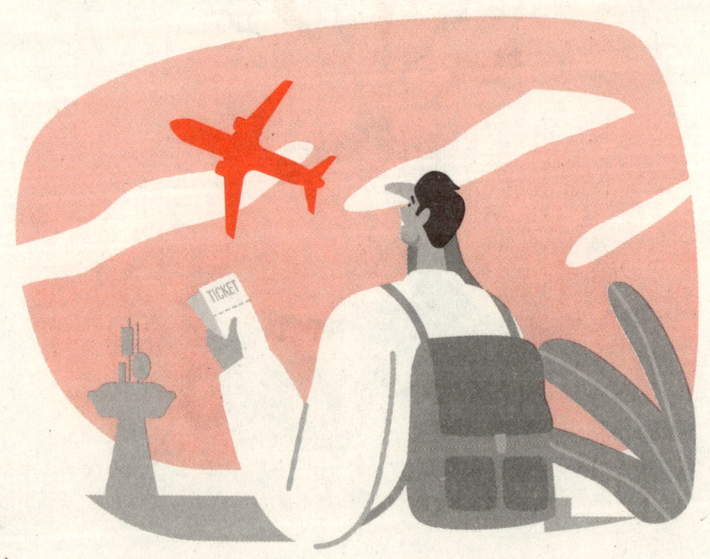

Fobia a los animales

Este tipo de fobia suele tener origen en la infancia o la adolescencia, y puede durar toda la vida si no se trata de manera eficiente.

Este temor excesivo hacia gatos, perros, palomas, insectos, serpientes o cualquier otro animal suele manifestarse en presencia de estos o simplemente al imaginarlos.

Dentro de la fobia a los animales, existen otros tipos de fobias aún más específicas, como la aracnofobia, es decir, el miedo a las arañas.

Las personas que sufren de fobia hacia algún animal pueden presentar síntomas como la sudoración, el aumento de la frecuencia cardíaca y respiratoria, mareos y náuseas.

Este temor enfermizo hace que las personas que sufren estas fobias se mantengan alejadas de los lugares o las situaciones en los que pueda haber presencia de ciertos animales.

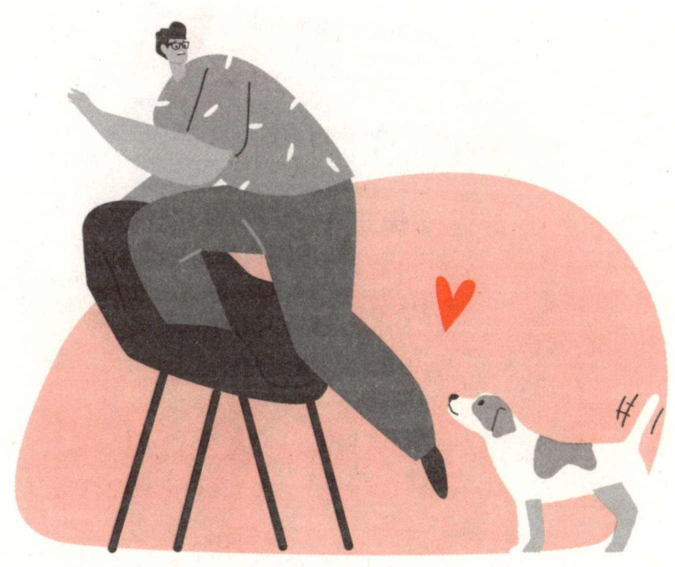

Fobia a la sangre, las agujas y el daño físico

Este tipo de fobia supone un temor extremo hacia las agujas y el material quirúrgico, la sangre o la idea general de sufrir un daño. Quienes la sufren experimentan ansiedad anticipatoria antes de hacerse una analítica, de acudir al médico, de ir al hospital o ante la visión de sangre, heridas o agujas.

En el caso de la hemofobia (miedo a la sangre), el episodio fóbico tiene dos partes. Tras una primera reacción en la que la persona se pone en alerta, se produce una bajada brusca de tensión que en ocasiones puede provocar desmayos al no llegar suficiente oxígeno al cerebro. Los síntomas típicos son mareos, desmayos, náuseas, sentir un profundo asco e incluso tener un ataque de pánico.

Los mareos y los desmayos son reacciones frecuentes, aunque el temor que sienten las personas tal vez no sea demasiado intenso. También es común que traten de evitar ir al médico o que sean incapaces de ayudar a alguien que haya sufrido un accidente, por ejemplo.

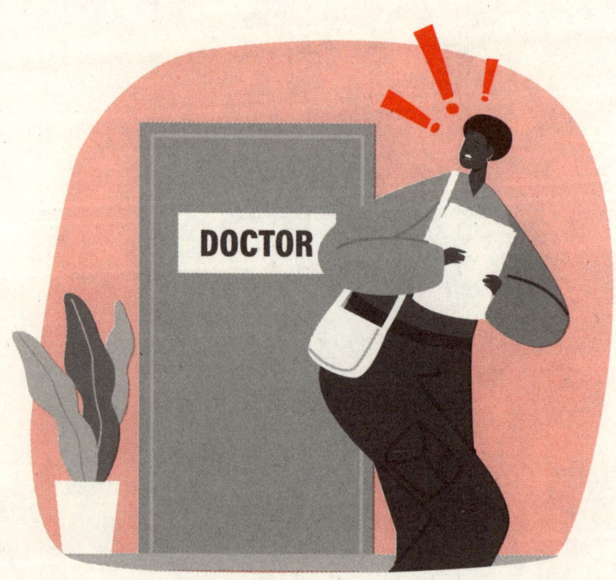

Acrofobia o miedo a las alturas

Este temor irracional a la altura es también una de las fobias más comunes que existen. Que esté tan extendido se debe a que es un miedo endógeno grabado en nuestros genes, y también adaptativo, ya que ha contribuido a la supervivencia de los seres humanos. En el plano evolutivo es bueno tener este miedo ya que en las alturas pueden darse situaciones potencialmente peligrosas para nuestra supervivencia.

Sin embargo, cuando este temor se extiende a situaciones tan corrientes y seguras como subir escaleras, asomarse por un balcón (incluso en plantas relativamente bajas) o hacer senderismo se convierte en una fobia que nos limita y condiciona.

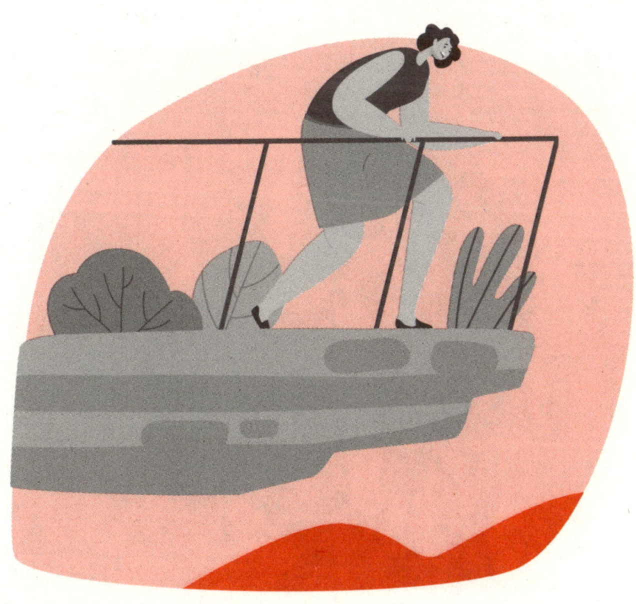

Claustrofobia o miedo extremo a los espacios cerrados

Se estima que entre un 2 y un 5% de la población sufre este tipo de fobia, una reacción ansiosa que lleva a quien la padece a evitar cualquier situación o espacio físico que pueda hacerle sentir atrapado, llegando así a evitar los ascensores, el metro, los túneles, los espacios pequeños e incluso el uso de equipos para técnicas de diagnóstico médico como el TAC.

La claustrofobia, al igual que muchas otras fobias, tiene distintos niveles. Hay personas que pueden sentir una ligera ansiedad al entrar en una habitación pequeña y otras que pueden sufrir un pánico terrible al entrar, o incluso imaginarse entrando, en un recinto cerrado.

A pesar de ser una de las fobias más comunes, son pocos los pacientes con claustrofobia que solicitan ayuda profesional ya que suelen creer poder controlarla simplemente evitando los lugares cerrados o las situaciones que les generan ansiedad.

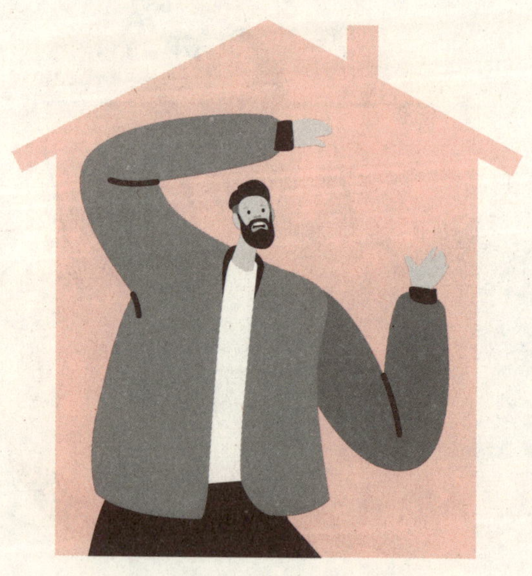

Necrofobia o miedo a la muerte

La tanatofobia se define como el miedo excesivo a la propia muerte, algo común en todos los seres humanos. Si además se teme todo lo relacionado con ella, como féretros, cementerios o cadáveres, hablaremos entonces de necrofobia, un temor aún más común.

Este temor es algo natural e instintivo en el hombre, posiblemente porque la muerte representa el final de la vida o lo desconocido, y además se asocia con el sufrimiento y el dolor que la precede.

El respeto y el temor racional pasa a convertirse en fobia cuando la vida cotidiana de quien la padece empieza a verse afectada. Si la persona se niega a salir de casa por miedo a sufrir un accidente, evita acudir a funerales o rechaza hablar sobre la muerte, puede acabar convirtiéndose en alguien excesivamente hipocondríaco.

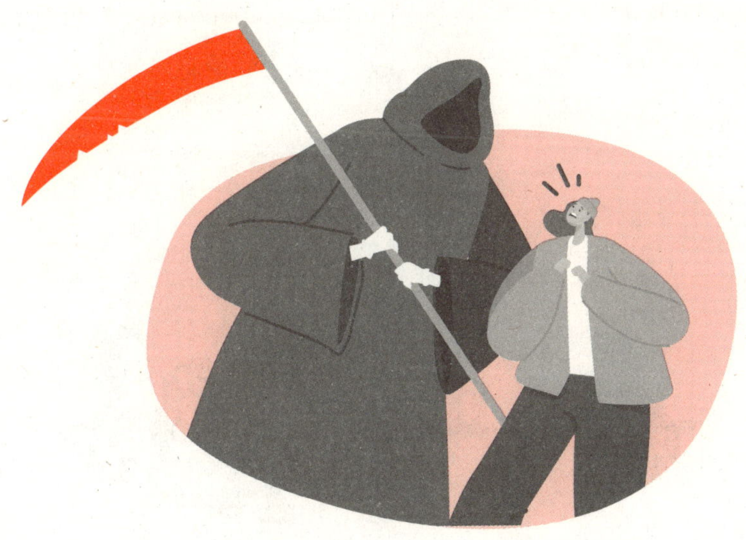

Glosofobia o miedo a hablar en público

Esta fobia puede estar también relacionada con la fobia social. Son muchas las personas —entre las que me incluyo— que no lo pasan bien cuando tienen que hablar en público. Pero la glosofobia —también llamada «pánico escénico»— va mucho más allá, pues quienes la sufren pueden llegar a padecer auténticos ataques de pánico ante este tipo de situaciones.

Seguramente, el hecho de que hablar en público se haya convertido en una necesidad bastante común en escuelas o lugares de trabajo ha hecho que la glosofobia se haya convertido en una de las fobias más comunes. Cuanto mayor sea la necesidad de hablar en público, con más urgencia deberá tratarse el problema.

La glosofobia no debe confundirse con la timidez, ya que el temor a hablar en público que puede tener una persona tímida se cataloga como normal, mientras que el miedo de una persona con glosofobia se considera fóbico. Se trata de un temor excesivo, irracional, desproporcionado, incontrolable y permanente que puede desembocar en crisis de ansiedad en las que la persona, aun siendo consciente de lo ilógica de la situación, no pueda hacer nada por evitarlo.

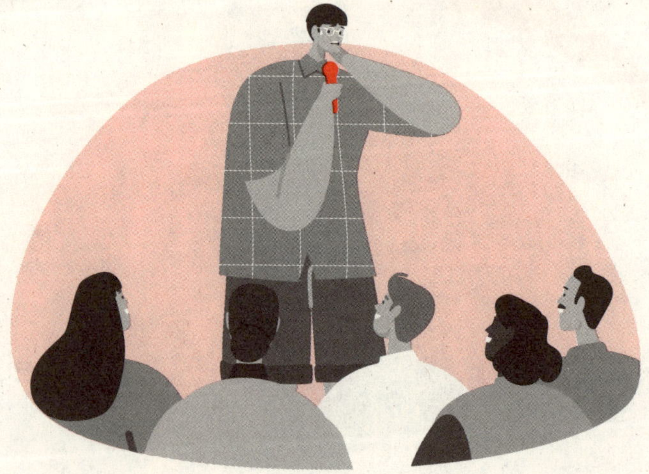

Colurofobia o miedo a los payasos

Aunque pueda parecer extraño, es un miedo muy común que suele tener origen en la infancia.

Quien experimenta esta fobia puede llegar a sufrir severos ataques de ansiedad ante la imagen de un payaso, ya sea real o imaginada.

Muchos expertos de la salud mental consideran que el particular maquillaje que emplean los payasos puede ser una de las principales causas de esta fobia. Los colores vivos, los ojos, la nariz roja y la sonrisa exagerada son estímulos que pueden resultar chocantes para la mente de un niño, llegando a causarle miedo.

Los expertos también coinciden al considerar que esta fobia se produce como respuesta adaptativa a un estímulo extraño y desconcertante. Se trata de un temor excesivo similar al que cualquier especie podría tener ante otra especie desconocida y potencialmente peligrosa, y que puede tener su origen en la desconfianza que genera una cara que no deja vislumbrar su expresión facial auténtica.

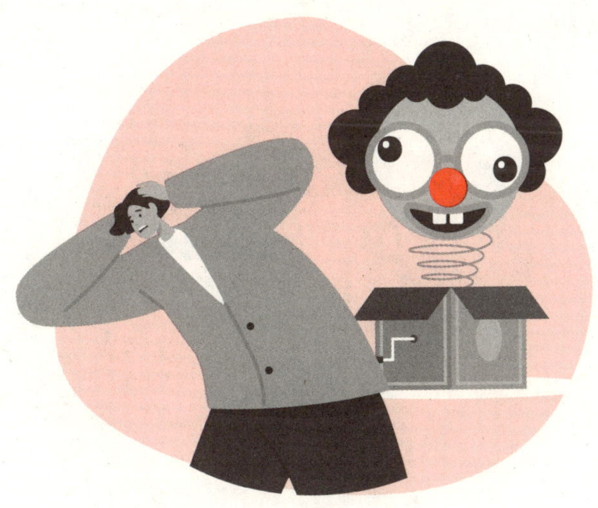

Brontofobia o miedo a las tormentas

También conocida como *astrafobia*, la brontofobia supone un miedo extremo a los rayos, truenos, tormentas y tempestades.

Asustarse o sobresaltarse ante un rayo o un relámpago es una reacción muy común. La diferencia entre esta conducta y la de una persona con esta fobia está en que los brontofóbicos pueden llegar a sufrir un ataque de pánico con solo imaginar el inicio de una tormenta.

Es un temor muy común en niños, pero si persiste hasta la edad adulta, entonces debe considerarse una fobia.

La persona con brontofobia suele controlar a menudo las noticias y la información meteorológica para poder anticiparse a la situación, pudiendo cambiar sus planes de manera radical si prevé la aparición de una tormenta. También es común que la persona que la padece se encierre en casa o en un lugar que pueda considerar seguro ante una tormenta. Los síntomas que puede experimentar son taquicardia, sudoración excesiva, dolor en el pecho o temblores, pudiendo incluso sufrir una crisis de pánico cuando se expone a una tormenta.

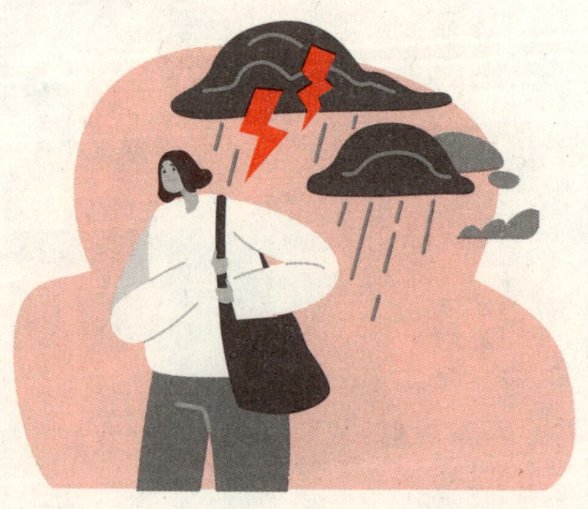

Misofobia o fobia a los gérmenes

Las personas que sufren misofobia, también conocida como verminofobia, tienen un miedo extremo a las bacterias, la suciedad y los gérmenes. Se trata de una fobia muy frecuente entre las personas que padecen un trastorno obsesivo-compulsivo.

Quien la sufre lleva a cabo compulsiones como lavarse obsesivamente las manos o limpiar continuamente el espacio en el que se encuentra.

También es habitual que las personas que padecen esta fobia eviten el contacto físico con otras personas por temor a la contaminación, que usen guantes o desinfectantes en exceso, y que experimenten una preocupación excesiva por las noticias relacionadas con brotes de enfermedades.

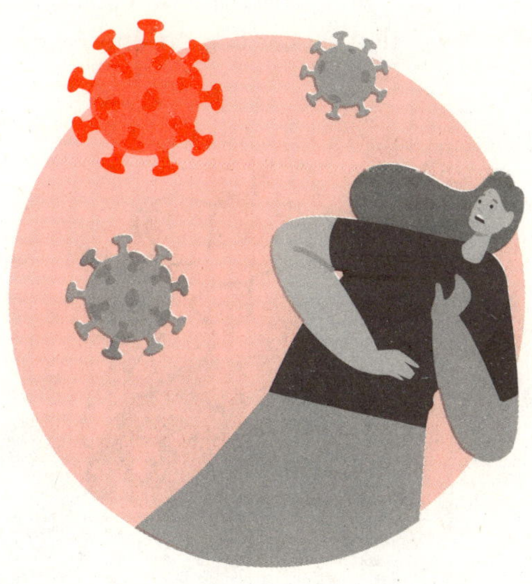

Fobias de impulsión

Este tipo de fobias suponen un miedo extremo e irracional a perder el control y a hacer daño a los demás. Aunque pueden parecer muy extrañas —incluso para las personas que las sufren— son mucho más comunes de lo que se cree. Están muy relacionadas con otros trastornos ansiosos, tanto que muchas clasificaciones consideran esta fobia como una variante del TOC.

Las personas que sufren esta fobia rumian obsesivamente ideas que van en contra, incluso, de su propia naturaleza o pensamientos que pueden ser mal vistos por la sociedad en general. Debido a ello, se juzgan y se culpan, lo que les genera muchísima angustia, ansiedad y malestar. Esto las lleva a evitar buscar ayuda por miedo a ser juzgadas negativamente, lo que dificulta el tratamiento de la fobia.

Si es tu caso, es importante que sepas que, si sufres esta fobia, es justamente porque los pensamientos que te invaden son totalmente opuestos a ti, así que intenta no juzgarte por tenerlos. Tus pensamientos no provocarán que cometas esos actos tan terribles que temes, pero sí pueden acabar convirtiéndose en obsesiones si no los tratas.

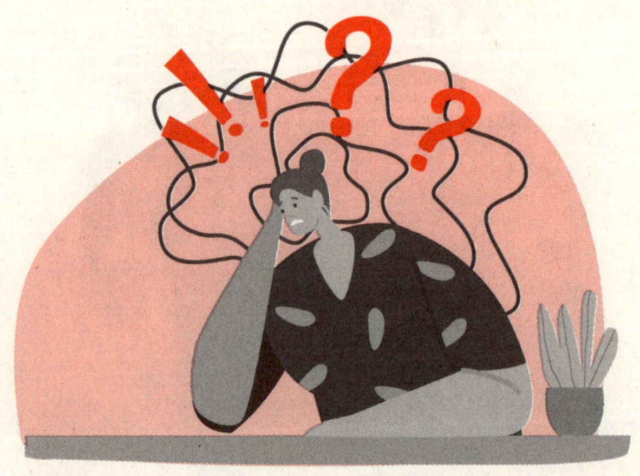

Los pensamientos, y esta forma inadecuada de manejarlos, se encuentran en la base de estas fobias, por lo que un profesional de la salud mental será quien mejor te ayude a gestionarlos. Contrariamente a lo que se cree, tratar de resistirse a ellos o intentar eliminarlos solo hará que crezcan y que se hagan más recurrentes, lo que puede acabar convirtiéndose en una obsesión.

La agorafobia

El término «agorafobia» proviene de la palabra griega *ágora*, que significa 'plaza' y supone un temor intenso hacia los lugares abiertos y generalmente concurridos.

Es uno de los tipos de ansiedad más comunes y limitantes. Las personas que la sufren sienten un temor extremo hacia situaciones cotidianas o lugares donde creen que pueden sentirse atrapadas, indefensas o avergonzadas si algo ocurre.

La mayoría de las personas con agorafobia la sufren tras haber tenido uno o más ataques de pánico en ese tipo de situaciones, motivo por el que evitan estos espacios ya que les aterra volver a tener una nueva crisis. En algún momento, la sensación de peligro se asoció a los espacios abiertos y concurridos, y eso explica que la respuesta más común para que no les vuelva a ocurrir sea evitar a toda costa estos lugares.

El miedo puede ser tan abrumador que es probable que muchas de estas personas sientan que no pueden salir de sus casas o se sientan más seguras dentro de ellas. Tienen miedo al miedo, y ese mecanismo de reconocimiento de estímulo y sensación de alarma hace que sea muy complicado mantener el control de la situación. Las personas agorafóbicas se caracterizan por tener miedos irracionales ante situaciones como:

- Salir de casa solos.

- Exponerse a multitudes o esperar en una fila.
- Espacios cerrados, como cines, ascensores o tiendas.
- Espacios abiertos, como estacionamientos, puentes o trenes.
- Usar el transporte: autobuses, aviones o trenes.

La epidemia de coronavirus aumentó muchísimo el número de personas agorafóbicas en el mundo, ya que muchas de ellas asociaron inconscientemente la palabra «seguridad» a los muros de su casa. Al igual que ocurre con el resto de las fobias, la solución a este problema pasa por exponerse al miedo hasta cambiar la manera negativa en que hemos registrado este tipo de experiencias.

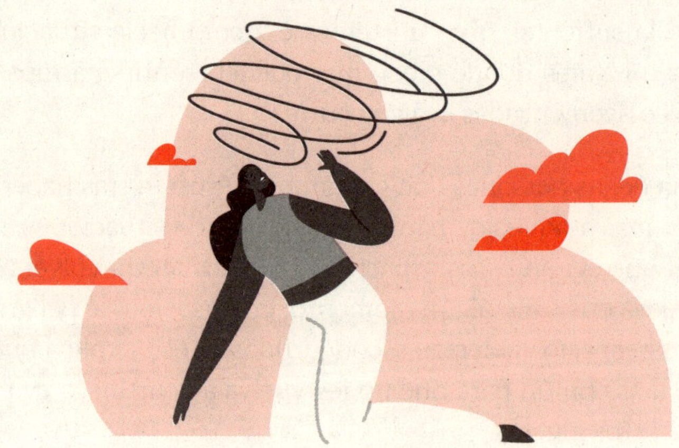

La fobia social

La fobia social supone un miedo irracional y extremo ante situaciones sociales, lo que hace muy difícil la interacción con otras personas y condiciona mucho la vida de quien la sufre, pues tratará de evitar en la medida de lo posible este tipo de situaciones cotidianas.

Su principal característica es el temor exagerado a ser juzgados negativamente o a quedar en evidencia ante los demás. La exposición a este tipo de situaciones produce una respuesta inmediata de gran ansiedad, que puede tomar la forma de una crisis de pánico o de muchos de los desagradables síntomas que acompañan al trastorno, como sudor, temblores, palpitaciones o respiración entrecortada.

Los principales signos de la fobia social son:

- Sentir miedo excesivo a situaciones donde poder ser juzgado.
- Angustia por sentirse avergonzado o humillado.
- Temor intenso a interactuar o hablar con otros.
- Miedo a que los demás noten que estamos ansiosos.
- Temor a sentir síntomas que puedan causarnos incomodidad, como sonrojarnos o que nos tiemble la voz.

Es necesario aclarar que a todos puede generarnos respeto, timidez e incluso cierto «temor» exponernos a determinados tipos de situaciones sociales, pero la fobia social va mucho más allá. Este tipo de ansiedad no solo hace que nos sea complicado enfrentarnos a ellas, sino que las evitamos por miedo a quedar en ridículo o a sufrir un ataque de pánico.

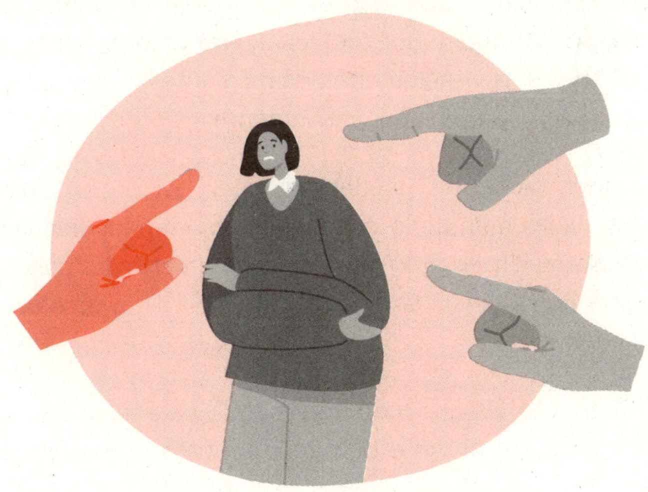

El Trastorno Obsesivo Compulsivo (TOC)

Las personas que sufren TOC tienen pensamientos o ideas recurrentes y persistentes que temen —las obsesiones— y realizan comportamientos repetitivos o rituales llamados «compulsiones» para intentar controlar la ansiedad que estas les provocan.

La palabra «obsesión» proviene del latín *obsessĭo*, que significa 'asedio'. Podría decirse que las obsesiones son como una perturbación mental producida por un pensamiento fijo, que con persistencia asalta o asedia la mente.

Las obsesiones son pensamientos, impulsos o imágenes recurrentes y persistentes que se experimentan como intrusas (también llamados pensamientos intrusivos) o no deseadas (muchas veces pueden ser ideas totalmente contrarias a quien las padece) y que, en la mayoría de los sujetos, causan ansiedad, angustia y un malestar importante. Nacen a través de experiencias vividas con un fuerte impacto emocional, como traumas o accidentes.

Además de las obsesiones, las personas con TOC también sufren compulsiones, que son esas acciones o rituales que se realizan para reducir o eliminar la ansiedad que provocan las obsesiones. Sin embargo, son acciones que provocan únicamente alivio a corto plazo, ya que esta evitación buscada mediante las compulsiones lo único que hace es reforzar negativamente las obsesiones.

Estos comportamientos pueden ser tanto acciones físicas como mentales y suelen limitar y condicionar en gran medida la vida de quien las sufre. Un ejemplo muy conocido es el de las personas obsesionadas con la suciedad y la compulsión de lavarse las manos repetidamente.

Otras compulsiones muy comunes son la necesidad de tocar objetos, preocuparse por el orden, revisar cosas repetidamente, obsesionarse por la simetría o por la perfección o tener dificultades para deshacerse de cosas (acumulación de objetos).

Para saber si sufres este tipo de trastorno de ansiedad —o si alguien cercano lo padece, primero hay que averiguar si existen esas obsesiones: pensamientos, impulsos o imágenes recurrentes y persistentes que se experimentan como intrusivas y no deseadas. Estas ideas, como ya he comentado antes, están muchas veces totalmente en desacuerdo con los valores de quien las padece, lo que causa mucha ansiedad, angustia y malestar.

En todo trastorno ansioso se dan, en mayor o menor medida, estas obsesiones: preocupaciones o temores irracionales totalmente contrarios a la lógica de la persona, pero que persisten a pesar de los esfuerzos por librarse de ellos, haciéndose más fuertes cuanto más se lucha por rechazarlos. Una preocupación complicada de gestionar ya que acapara la atención de quien la sufre, y se acompaña de un angustioso sentimiento de ansiedad. En ocasiones, los pensamientos intrusivos son los que atraen la ansiedad, pero también puede ocurrir lo contrario, que los síntomas de la ansiedad sean los activadores de estas obsesiones.

Dependiendo del tipo de ansiedad que puedas estar sufriendo se hace más necesaria la terapia e incluso la medicación. En el caso del TOC, la medicación no solo actúa para calmar la ansiedad, sino también para calmar la mente obsesiva, ayudando a que el flujo de pensamientos intrusivos no sea tan descontrolado y la persona pueda exponerse a las situaciones que le generan ansiedad. Aparte de esto, para superar un TOC es indispensable eliminar las compulsiones. Para ello, es necesario hacer un trabajo continuo sobre estas obsesiones, exponiéndonos a ellas y tomando conciencia de que no es necesaria la compulsión. De esta forma, podrás reducir la ansiedad que sientes ante esos temores y poner fin a las obsesiones.

Diferencias entre fobias y obsesiones

La mayor parte de las obsesiones tienen su origen en potentes y recurrentes fobias. Una buena manera de diferenciar unas de otras es fijarse en la emoción que provocan. En el caso de las fobias, siempre es la misma: *la angustia*. Mientras que en las obsesiones pueden también surgir otras como *la duda, la cólera o el remordimiento*. En las fobias, la actividad mental es moderada y se da en presencia o ante la idea de un estímulo. En las obsesiones, en cambio, la actividad mental es desproporcionada, constante y del todo irracional. Además, en las fobias, es la *conducta* la que marca el trastorno, mientras que en las obsesiones el problema deriva de los *pensamientos*. Estos serían los principales criterios para distinguirlas.

Otro factor importante para diferenciarlas es que las personas que sufren obsesiones suelen tener una personalidad más «obsesiva», les dan muchas vueltas a las cosas, son más introvertidas, rígidas, meticulosas y analíticas. En contraposición, las fobias pueden darse en cualquier tipo de persona.

El Trastorno de Ansiedad Generalizada (TAG)

El Trastorno de Ansiedad Generalizada suele darse en personas que se preocupan por casi todo, la mayor parte del día y durante un tiempo prolongado (un mínimo de seis meses).

Para ser diagnosticado de TAG debes sufrir una preocupación excesiva, difícil de controlar y que se acompaña de otros síntomas psicológicos y físicos. Además, debes padecer al menos tres de estas alteraciones: inquietud motora, dificultad para concentrarte, irritabilidad, tensión muscular, cansancio o trastornos del sueño.

Quienes sufren TAG suelen presentar niveles de ansiedad muy superiores a los que se considerarían proporcionales respecto a la situación. Algo muy característico de este tipo de ansiedad es que la persona afectada suele ser la primera sorprendida ante la llegada de este tipo de abrumadores temores a su vida. Las preocupaciones se generalizan pasando de una a otra sin descanso: problemas familiares, cuestiones de trabajo, dinero, salud y otras situaciones campan a sus anchas por su cabeza. Aunque la persona afectada sea consciente de que esas preocupaciones son desproporcionadas, tiene dificultad para controlar la situación debido a su estado de hipervigilancia constante.

La manera más sencilla de saber si sufres TAG es preguntarte si tu vida se ha llenado de continuos «y si...». Si en tu mente se suceden constantemente todo tipo de preguntas, es muy probable que este sea tu caso.

El Trastorno de Angustia o Trastorno de Pánico

Quienes sufren este tipo de trastorno se caracterizan por sufrir ataques repetidos de miedo extremo a perder el control, muchas veces sin motivo aparente y de manera espontánea. La dificultad para controlar la ansiedad y el temor extremo que sienten suele derivar en ataques de pánico descontrolados.

Las causas son muchas y tienen mucho que ver con el origen del trastorno de ansiedad. Se han propuesto criterios para diagnosticar y diferenciar este tipo de ansiedad en función de las circunstancias en que aparecen y el modo de inicio:

- ***Crisis espontáneas o inesperadas.*** Aparecen sin asociarse con ningún desencadenante inmediato. Son las que definirán la existencia de un trastorno de angustia o trastorno de pánico.

- ***Crisis desencadenadas por determinadas situaciones.*** Aparecen de forma invariable inmediatamente cuando la persona se expone a un estímulo o desencadenante ambiental (o lo anticipa). Son características de los trastornos fóbicos. El inicio de estas crisis suele ser progresivo en función de la aproximación o premonición del estímulo fóbico. Cuando las conductas de evitación tienen éxito, ceden rápidamente o no llegan a aparecer.

- ***Crisis predispuestas por situaciones.*** Aparecen durante la exposición a un desencadenante ambiental, aunque no se asocian siempre con dicha situación, ni aparecen inmediatamente después del afrontamiento. Estas crisis serían características de la agorafobia.

El Trastorno de Estrés Postraumático (TEPT)

Conocido como TEPT por sus siglas, el Trastorno de Estrés Postraumático suele aparecer después de un acontecimiento vivido con un miedo muy intenso y que quedó registrado en la memoria emocional como algo potencialmente mortal o muy negativo, frecuentemente relacionado con poder sufrir daños graves o incluso la muerte. Se trata de una condición que puede hacer a la persona entrar en pánico, bloquearla en el ámbito afectivo, hacer que pierda interés o entusiasmo ante cosas que antes le hacían disfrutar o sentir irritabilidad. Como consecuencia de ello, intentará evitar cualquier situación que pueda recordarle ese trauma original.

Es un trastorno muy común en excombatientes de guerra, personas que han sufrido agresiones, accidentes o cualquier situación traumática con un fuerte impacto emocional. Quienes lo padecen habitualmente reviven ese tipo de sucesos en sus pensamientos tanto de día como de noche, sufriendo pesadillas, insomnio y otras alteraciones.

Es altamente recomendable realizar psicoterapia, ya que detrás de este tipo de ansiedad suelen estar esas situaciones vividas de manera traumática y será ese el factor que deberá tratarse para aprender a gestionarlo de otra manera y así evitar la angustia y las limitaciones que provoca.

Cómo reconocer el tipo de ansiedad que padeces

«Conocerse a uno mismo es tu tarea más importante. Una vez que lo logras, el manejo de la vida se vuelve mucho más sencillo».

Gary Zukav

Debido a la fuerte relación que existe entre fobias, obsesiones, traumas, ansiedad y pánico, es muy común que una persona pueda presentar más de un trastorno de ansiedad a la vez. Por ello, comprenderlos y reconocer cuál es tu caso particular puede ayudarte a descartar otras preocupaciones o temores parecidos. Una vez entendido el problema, será más sencillo abordar su solución.

Te cuento esto por experiencia propia: cuando la ansiedad se instaló en mí de nuevo, desconocía la manera en que me estaba afectando, y debido a ello el problema se agravó. Era consciente de que estímulos que antes no me causaban ninguna ansiedad empezaban a provocarme una ansiedad casi imposible de controlar. Sufría una fobia, pero al no poder identificarla por no comprenderla, ese temor se fue generalizando y creciendo, hasta convertirse en una obsesión a la que no sabía dar respuesta. Fue así como comencé a sufrir una patología conocida como miedo al miedo, o TOC de pensamientos negativos, un trastorno obsesivo compulsivo en el que los pensamientos negativos y no deseados parecen tomar el control de la mente.

Estudiando, recordando y preguntando a los expertos, pronto entendí que el camino para superar mi complicado trastorno pasaba por exponerme a todos aquellos elementos y pensamientos que me hacían entrar en pánico. Pero, antes de poder hacerlo, debía prepararme a conciencia, aprendiendo a recuperar poco a poco el control. De esto precisamente hablaremos a continuación.

Segunda fase

Preparación

”

«En la preparación está la mitad de la victoria».

Miguel de Cervantes

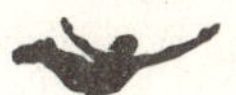

No es nada sencillo reducir el impacto que nos provocan nuestros miedos cuando sufrimos un trastorno de ansiedad, pero, como ya sabes a estas alturas, la solución no pasa por la evitación, sino todo lo contrario. En esta fase descubrirás cómo reducir la ansiedad que sientes ante tus peores miedos, así como ejercicios prácticos para calmar tu organismo activamente y de esta manera poder enfrentarte a los miedos en condiciones.

Cuando sufres ansiedad te ves invadido por el miedo de una manera obsesiva, constante y enfermiza. Te sumerges en un círculo vicioso en el que el temor, las sensaciones o los síntomas ponen en funcionamiento un mecanismo que te arrastra hacia el pánico.

En este gráfico puedes verlo de forma resumida:

1
SENSACIÓN INTERNA
Síntomas de la ansiedad
2
INTERPRETACIÓN CATASTRÓFICA
Reacción de alarma/peligro
3
ACTIVACIÓN DE LA ANSIEDAD
Activación del sistema de alarma
ON

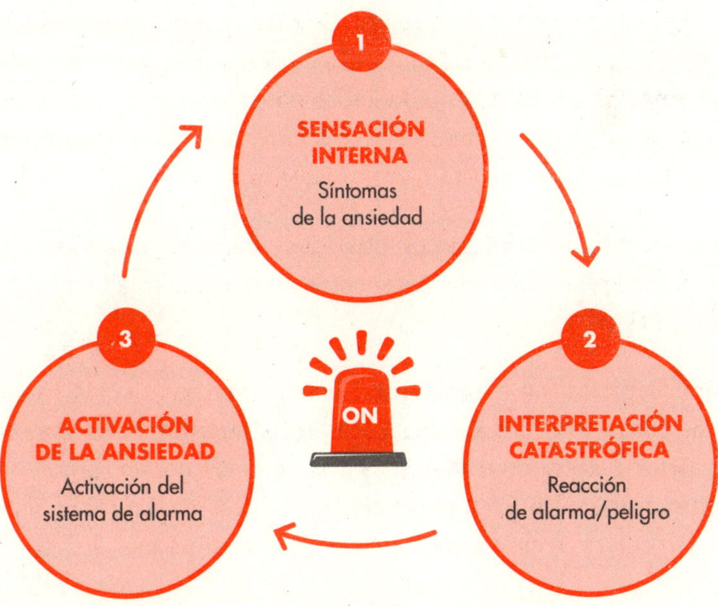

El hecho de dejarse arrastrar por el miedo es uno de los motivos principales por los que las personas sufren ataques de pánico o crisis de angustia, y por ello es fundamental conocer cómo funciona este mecanismo.

El problema principal de la ansiedad es que nuestra reacción de alarma se pone en marcha sin necesidad. La mantenemos nosotros activa al interpretar como peligrosa una situación, fruto del temor (mental) o de las sensaciones (físicas) que experimentamos.

En este trastorno, los síntomas no son solo las taquicardias, la sudoración o la hiperventilación, también lo son nuestra constante preocupación, la hipocondría, los temores desmedidos o la sensación de poder perder el control e incluso llegar a morir. Síntomas tanto físicos como mentales que activan y mantienen esta alarma, llevándonos a temer por nuestra vida de una manera enfermiza y catastrófica. Cuando la ansiedad se activa, nuestro organismo se altera y permanece en un estado constante de alerta.

Para poder superarla, deberemos aprender a convivir con ella y hacerle un espacio en nuestra vida. De esta manera, aceptando que el peligro no es real sino fruto del problema que sufrimos, conseguiremos romper este círculo vicioso para luego poder exponernos y así evaluar de otra manera el miedo, cambiando el impacto emocional tan negativo que tiene en nosotros.

Por todo esto, el principal objetivo de cualquier tratamiento para la ansiedad es reducir esa respuesta tan descontrolada y automática que sientes.

Cuando aprendas a experimentar estos síntomas físicos y mentales sin hacer interpretaciones catastrofistas sobre ellos, conseguirás cortar este círculo vicioso y tus sensaciones de ansiedad se mantendrán en un nivel más bajo, por lo que te resultará más sencillo exponerte a esos temores que tanto te afectan.

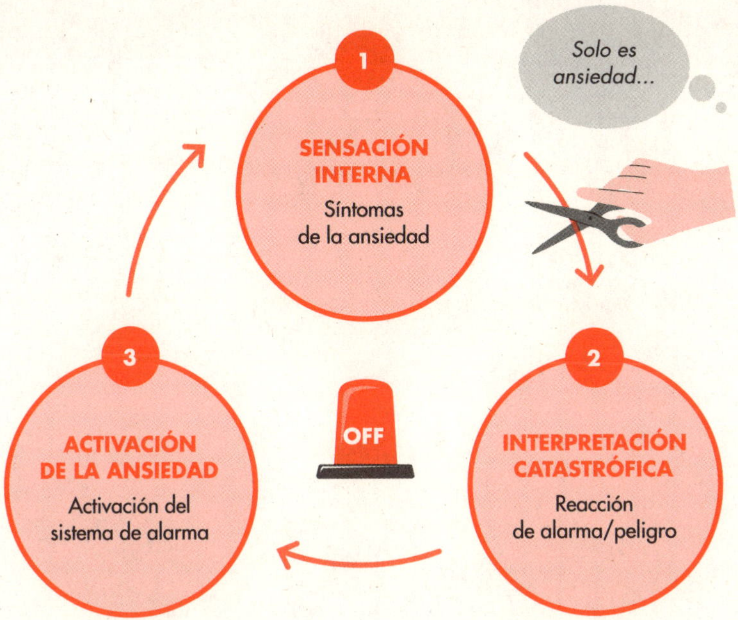

Para conseguirlo, debes actuar en cuanto te des cuenta de que estás empezando a dejarte llevar por la ansiedad y sus síntomas. En ese momento necesitas recordarte racionalmente que has sentido y temido esas posibilidades catastróficas miles de veces, y que nunca ha ocurrido nada.

Para romper el círculo vicioso, puedes decirte a modo de mantra: «Solo es ansiedad». Cuanto más automáticamente lo hagas, antes cambiarán esos pensamientos y aquello que te hacen sentir. Pero, como ya sabes, la razón no tiene un poder tan grande sobre la emoción, y menos aún en las primeras fases. Por este motivo, será fundamental que trabajes en la regulación de tu organismo para poder calmarlo.

Devolver el control a nuestra razón requerirá recuperar el equilibrio del cuerpo, de la mente y de tu entorno para no dejarte llevar por el pánico que te provocan tus emociones descontroladas.

DEL SISTEMA REACTIVO AL SISTEMA CONSCIENTE

«No puedes evitar que las olas vengan, pero puedes aprender a surfear».

JON KABAT-ZINN

Cuando reaccionas con ansiedad, la emoción toma el control utilizando un «*camino corto*» (sin pasar por la razón) para responder rápidamente a la situación. Es la sensación la que gestiona y decide, y por ello resulta complicado recuperarse únicamente a través del pensamiento racional.

Para volver a evaluar la vida correctamente, deberás utilizar el «*camino lógico o largo*», es decir: usar la razón para evaluar la realidad sin dejarte llevar por la fuerza de la emoción.

Conseguirlo no es una tarea sencilla, pues es como correr una carrera de fondo con muchos altibajos, donde cualquier situación estresante puede hacerte retroceder a la zona ansiosa. Devolverle la calma a tu organismo requiere de mucha práctica, pero conseguirás reducir la hiperactividad emocional, lo que te permitirá actuar sin dejarte llevar por tus miedos, impulsos o creencias limitantes, y reducirá así tus niveles de estrés.

La buena noticia es que, aunque debas poner mucho de tu parte, tu organismo ya cuenta con todo lo necesario para que puedas recuperar ese estado de homeostasis, ese estado óptimo de equilibrio en el que funcionamos correctamente.

Activando el modo relajación

Nuestro cuerpo cuenta con un mecanismo que recibe la información a través de los sentidos y, después de procesarla, genera una respuesta gestionando también nuestras funciones corporales: se trata del sistema nervioso. Este, a su vez, se divide en dos partes: el sistema nervioso somático, que controla las funciones voluntarias; y el sistema nervioso autónomo, que gestiona las involuntarias, las que necesitan de una respuesta rápida y adaptativa.

El sistema nervioso autónomo se divide a su vez en dos subsistemas: el sistema nervioso simpático, que nos ayuda a responder y actuar ante situaciones de estrés, preparando el cuerpo para la acción y generando hormonas como la adrenalina; y el sistema nervioso parasimpático, que nos devuelve a un estado de calma y relajación.

Si se mantiene un equilibrio entre ambos sistemas, el organismo funciona correctamente, pero si se rompe esta armonía, se pueden activar —y mantener— trastornos como la ansiedad o la depresión.

Está científicamente comprobado que lo que conocemos como estrés no es más que un desequilibrio entre estos sistemas causado por una tensión sostenida. Una inestabilidad que potencia la hiperactividad de la amígdala y nos hace más vulnerables a procesar erróneamente los estímulos del ambiente.

Simplificándolo mucho, podríamos decir que el sistema nervioso simpático —que no tiene mucho de simpático— funciona como una especie de botón del pánico que, cuando se activa, nos prepara para la acción y nos mantiene alerta, generando el mecanismo de la ansiedad. La buena noticia es que este botón puede apagarse activando su opuesto, ya que la convivencia de estos dos subsistemas a la vez es imposible: si uno está activo, el otro no puede estarlo. Por ello, a la hora de gestionar mejor el estrés, la ansiedad o cualquier complicación emocional, activar esta respuesta de relajación puede ser muchas veces nuestra mejor herramienta.

Para poder dar el justo valor a las cosas y modificar el registro emocional negativo que se ha generado en nuestra memoria emocional, primero debemos preparar nuestro cuerpo y nuestra mente para así conseguir reducir la respuesta ansiosa en nuestro organismo. De esta manera, recuperando el control y reaccionando de manera más consecuente con el estímulo que provoca este temor irracional, podremos después pasar a la acción y enfrentarnos al miedo hasta transformar ese registro emocional exagerado que nos limita y condiciona.

En las próximas páginas te revelaré los mejores remedios para que puedas tomar el control de tu ansiedad, así que toma nota y, sobre todo, pon en práctica cada una de estas herramientas a diario hasta que seas tú, y no tu ansiedad, quien tenga el control de la situación.

Aparta de tu mente lo que te hace daño

«Ni tu peor enemigo puede hacerte tanto daño como tus propios pensamientos».

BUDA

Alimentarme sin control de pensamientos negativos y de emociones fuertes me provocó en su momento problemas de salud mental muy complicados de gestionar. Por ello, mi primera recomendación para hacer frente a la ansiedad es evitar y alejar de tu vida todo aquello que te hace daño.

Somos muy conscientes de la importancia de cuidar y nutrir nuestro cuerpo, pero nos preocupa bien poco con qué alimentamos nuestra mente. Un grave error teniendo en cuenta cómo influye en nuestro nivel de bienestar y satisfacción vital.

Cada persona es diferente y no todos toleramos por igual algunos pensamientos o experiencias, pero todos tenemos un límite, una barrera que, en caso de ser sobrepasada, puede derivar en problemas como las fobias y la ansiedad.

Cuando te alimentas de cierto tipo de emociones en exceso, tu organismo está cambiando por dentro, aunque no seas consciente de ello. Las emociones producen cambios químicos en nuestro interior, que pueden acabar dominándonos, y que pueden llevarnos a reaccionar, sentir y pensar de una manera distorsionada, debido a esa necesidad de acción y movimiento que toda emoción provoca. Si atraes el miedo en exceso, estarás activando su complejo mecanismo evolutivo, y quizá envíes falsas señales de alarma a tu amígdala que acaben derivando en complicados trastornos mentales.

Esta es la razón por la que, si quieres recuperar el control de tus emociones, te recomiendo que no juegues con el miedo, ni con los pensamientos, entornos o situaciones que puedan provocarlo. Lo digo por propia experiencia.

La ciencia ha demostrado que un hecho imaginado activa las mismas regiones cerebrales que una experiencia vivida, lo que genera una emoción, reacción y respuesta. De modo que, si nos alimentamos de temor, si lo apreciamos o percibimos con nuestros sentidos, ya sea real o imaginado, nos provocará una reacción orgánica real, aumentando nuestros niveles de estrés y potenciando nuestra amígdala, hasta el punto de degenerar en un trastorno de ansiedad.

Este era mi caso y puede que sea también el tuyo. Para ponerle remedio y recuperar el equilibrio físico y mental, es fundamental alejar de tu vida noticias, información, películas o cualquier otro tipo de contenido que atraiga esta emoción sin control a tu mente.

Aquí tienes algunos ejercicios y recomendaciones para que empieces a alejar de tu vida aquello que no te conviene. Si puedes, utiliza un diario y anota cómo te ayudan estas herramientas, pues así tomarás conciencia del poder que pueden llegar a tener.

- ***Reconoce aquello que debes cambiar***: identifica si atraes a tu vida elementos externos que te generan ansiedad. Puede que estés viendo demasiadas películas de terror, que investigues enfermedades por la web para comprender lo que te sucede o que vivas demasiado estresado por el trabajo o la forma en que vives. Reconoce tu situación, anota los factores que te generan más ansiedad, y proponte durante la próxima semana ser más consciente de ello.

- ***Cambia negatividad por positividad***: si eres tú quien atrae conscientemente este tipo de emociones y pensamientos, reconócelo, deja de hacerlo y empieza a realizar acciones que te hagan sentir todo lo contrario. Puedes practicar deporte, leer libros motivadores en lugar de libros tristes, escuchar música animada o disfrutar de películas divertidas. Descubre todo aquello que atraiga positividad y energía a tu vida e introdúcelo en tu día a día.

- ***Evita las noticias y la información negativa***: las noticias alarmantes llenan las primeras páginas de los periódicos y abren los telediarios. En la medida de lo posible, trata de evitar este tipo de contenidos, eligiendo muy bien qué medios consumir y qué tipo de noticias ver o escuchar. No se trata de vivir al margen de la realidad, sino de que no te afecten en exceso las desgracias que cada día ocurren en el mundo.

Aléjate de las sustancias tóxicas

De nada sirve cuidar tu cuerpo a través del ejercicio, el descanso o la meditación si sigues llenándolo de sustancias que te hacen daño.

Para recuperar el control y la calma, es fundamental saber si hay sustancias que, al igual que las emociones negativas en exceso, pueden estar perjudicándote.

Al convivir con la ansiedad me di cuenta del efecto directo que la cafeína tenía sobre ella: tomarme esa última taza de café podía activar sensaciones tan difíciles de gestionar como la taquicardia, la hiperventilación o los mareos. Siendo consciente de ello, adopté una fácil y obvia solución: reducir mi consumo de café cuando la ansiedad iba en aumento, llegando a dejarlo temporalmente si lo consideraba necesario.

La ecuación estaba clara: si los síntomas estaban causados por el café, eliminando la causa eliminaría también los síntomas. De este modo, podría apartar de mí, aunque solo fuera durante un rato, las sensaciones desagradables, disfrutando así de más momentos de calma. Esta sensación incluso me daba fuerzas para seguir en la lucha contra la ansiedad.

Este principio puede aplicarse a cualquier tipo de sustancia que altere tu organismo, como las drogas, a las que deberías decir adiós si las consumes y estás sufriendo un trastorno de ansiedad.

La mayoría de ellas tienen un efecto directo en nuestro sistema nervioso, más aún si las consumimos sin orden ni control. Las drogas afectan directamente a nuestra química, provocando cambios que no podemos controlar. Por lo general, son estimulantes del sistema nervioso simpático, de modo que activan el mecanismo de la ansiedad. Por ello, si consumes drogas y estás pasando por un mal momento emocionalmente hablando, te recomiendo encarecidamente que las dejes.

Sé que los profesionales de la medicina pueden recomendarlas en algunos casos, como en las terapias para calmar el dolor, así que, si este es tu caso, sigue la recomendación de tu médico. Pero si sientes que afectan negativamente a tu ansiedad, te aconsejo que se lo comentes.

Si, por el contrario, consumes drogas que no tienen un uso terapéutico, por favor, no te engañes con excusas para seguir haciéndolo. Toma conciencia de cómo cambia tu estado anímico y tu nivel de ansiedad cuando dejas de consumirlas: date esta oportunidad.

- **Reduce el consumo de café:** intenta no tomar más de tres tazas de café diarias durante esta semana. Dentro de siete días, escucha a tu cuerpo: ¿cómo te sientes?, ¿se han reducido tus niveles de ansiedad?

- **Evita las drogas:** si consumes drogas, mi recomendación no puede ser más clara: deja de hacerlo cuanto antes. Si es necesario, busca ayuda profesional para conseguirlo.

Incorpora el ejercicio a tu rutina

Por sus múltiples beneficios, el ejercicio puede convertirse en un gran aliado en tu lucha contra la ansiedad. Así que, si aún no dedicas al menos unos minutos de tu día a mover tu cuerpo, es momento de hacerlo.

En mi caso personal, cuando mi mente se convertía en una centrifugadora en la que circulaban sin control pensamientos negativos, salir a correr o caminar se convertía muchas veces en mi salvación. Tras hacerlo, podía disfrutar de minutos e incluso de horas de calma, tanto mental como física.

Optimizaba mi energía, regulaba mi organismo, limpiaba mi mente e incluso recuperaba esa sonrisa que tanto necesitaba.

Está demostrado que el ejercicio es uno de los mejores antidepresivos naturales que existen y seguramente el más sencillo de generar.

Estos son algunos de los beneficios que su práctica puede traer a tu vida:

- Te sientes mejor de forma inmediata al advertir que los síntomas de tu ansiedad se reducen.
- Te ayuda a controlar la mente y a ordenar tus pensamientos.
- Te proporciona energía, permitiéndote realizar tareas que antes considerabas imposibles.
- Te ayuda a dormir mejor y a limpiarte por dentro y por fuera. También mejora tu circulación sanguínea y tu piel.
- Si tienes sobrepeso y eso te acompleja, hacer deporte te puede ayudar a acercarte a tu peso ideal y así mejorar tu autoestima, lo que activa las hormonas de la felicidad al tiempo que reduce a su vez las hormonas del estrés.
- Al tomar las riendas en tu proceso de cambio y mejora, reconoces que tú eres el responsable de tu vida y tu felicidad. Tuyo es el poder de mejorar tu vida, lo que te recuerda que también puedes con esto.

Puedes estar seguro de que tu vida no va a cambiar si tú no cambias. Y por experiencia puedo decirte que con la ansiedad solo existen dos opciones: no hacer nada y vivir condicionado, o buscar unas buenas zapatillas y ponerte a correr para que pase la tormenta y poder disfrutar del sol lo antes posible. ¡Tú decides!

- **Encuentra tu «ejercicio antiansiedad»:** elige la actividad más adecuada para ti a la hora de hacerle frente a la ansiedad. Puedes practicar yoga, caminar o hacer cualquier tipo de actividad aeróbica, como correr o hacer *spinning*. Empieza ahora para beneficiarte cuanto antes de sus efectos.

- **Practícalo varias veces a la semana:** deja a un lado las excusas, tus problemas no van a alejarse si no trabajas en ti. Sea cual sea el ejercicio que elijas, realízalo un mínimo de tres veces por semana. Tras hacerlo, escucha a tu cuerpo y a tus sensaciones y pregúntate: ¿me siento mejor, más calmado y conectado con el presente?

Practica técnicas de respiración y relajación

«Soltar la tensión es como permitir que la calma invada el cuerpo; es en ese espacio tranquilo donde la ansiedad se desvanece».

DEEPAK CHOPRA

La respiración tiene un potente efecto en nuestro organismo del que tal vez no seas del todo consciente. Cuando es rápida, tiene efectos estresantes, y cuando es lenta, contribuye a disminuir la presión arterial y el ritmo cardíaco, reduciendo hasta llegar a inhibir la actividad simpática, esa que nos pone en estado de alerta.

En un estudio publicado por la revista *Science* en 2017,[4] se identificaron un grupo de unas 350 neuronas situadas entre el cerebro y la médula espinal con dos características específicas:

- Están más activas cuanto más rápida es la respiración.
- Envían señales a una región llamada *locus cerúleo*, que está involucrada en la respuesta del cuerpo al estrés y al pánico, los estados de alerta, la ansiedad y la angustia.

Con este estudio, liderado por la Universidad Stanford de Estados Unidos, la ciencia reconocía la forma en que la respiración lenta es capaz de activar por sí sola nuestro «modo relajación», el sistema parasimpático.

Un descubrimiento que explica, por ejemplo, por qué la respiración consciente durante la práctica del yoga, de la meditación o de la psicoterapia es capaz de modular las emociones, la agitación y el estrés, devolviendo la calma a nuestro organismo.

¿Por qué ocurre esto? Pues porque, cuando respiramos de forma lenta, logramos «engañar» a la mente y al cuerpo haciéndoles creer que estamos relajados, consiguiendo relajarnos realmente y atrayendo más claridad mental y equilibrio a nuestro presente.

En mi experiencia personal, poner en práctica la respiración lenta me ayudó en su momento a reducir la ansiedad que sentía, así que te invito a que la pongas en práctica tú también para recuperar la calma.

Aquí tienes unos sencillos ejercicios para empezar a beneficiarte de la respiración y calmar así tu ansiedad.

---

4 Kevin Yackle *et al.*, «Breathing control center neurons that promote arousal in mice», *Science, vol.* págs. 355, 1411-1415 (2017). DOI:10.1126/science.aai7984.

- **Practica la respiración diafragmática lenta:** encuentra un lugar cómodo donde puedas estar relajado y en silencio. Una vez allí, reconoce tu grado de ansiedad o el modo en que las emociones te hacen sentir. Empieza ahora con la técnica de la respiración:

  Siéntate cómodamente y coloca tu mano izquierda sobre el ombligo y la derecha sobre esta, como si abrazases tu barriga.

  Cierra los ojos e inspira durante unos cuatro segundos, llevando el aire desde la nariz hasta el abdomen y sintiendo cómo tu vientre se expande. Puedes imaginar que es un gran globo que se va inflando.

  Mantén el aire en esta posición sin respirar durante uno o dos segundos.

  Suelta el aire por la boca lentamente durante unos seis segundos, hundiendo despacio el abdomen y sin mover el pecho. Imagina que ese globo que representa tu vientre se va desinflando.

  Realiza este ejercicio diariamente durante al menos cinco minutos, aunque lo ideal sería que lo practicaras varias veces al día. Cuando lo hagas, observa cómo influye en tu nivel de estrés y ansiedad. Si empiezas a apreciar ciertos cambios, ¡enhorabuena! Estás activando conscientemente tu modo relajación y desactivando el modo ansioso.

- **Activa el botón de la calma:** siempre que la ansiedad o tus emociones te lleven a estados de pánico y sientas que pierdes el control, practica la respiración diafragmática durante unos minutos hasta que consigas relajarte. Como ya sabes, este entrenamiento activa el sistema nervioso parasimpático y reduce el ritmo cardíaco. Para gestionar la ansiedad, te recomiendo que respires siempre que puedas de esta manera, pues te ayudará a mantener un control sobre tu sistema nervioso.

Vive conscientemente con la meditación y el mindfulness

Toda emoción implica acción, una realidad que nos induce a cambiar y reaccionar.

Muchas veces, abrumados por las emociones, nos dejamos arrastrar por el amor, la ansiedad o la desesperación, realizando actos de los que más tarde podemos llegar a arrepentirnos. Por eso es tan importante para mantener nuestro equilibrio emocional tomar conciencia de la situación y actuar dando a las emociones su justo valor, sin dejarnos arrastrar por ellas. Para lograrlo te recomiendo practicar la meditación, un potente ejercicio que puede ayudarte a actuar y reaccionar de forma más consciente.

Todavía son muchas las personas que asocian meditar con no hacer nada o escapar de las responsabilidades, cuando se trata de todo lo contrario. Meditando puedes observar la manera en que piensas, cuáles son tus intenciones y qué creencias te pueden estar limitando. También puede ayudarte a detener ese constante parloteo de la mente, permitiéndote observar con mayor claridad el presente que vives.

Meditar es una manera de ejercitar este tipo de reacción consciente y proporcional, sin dejarte llevar por el impulso de las emociones. La relajación y la respiración desempeñan un papel muy importante en la meditación.

Existen muchas técnicas de meditación y una de las más extendidas en la actualidad es el mindfulness. Seguramente también es la más indicada para tratar problemas emocionales como la ansiedad.

El mindfulness basa su práctica en tomar conciencia plena de nuestras emociones con el fin de aceptarlas y eliminar así la frustración y el dolor que pueden producirnos. Sus orígenes se encuentran en la meditación budista, que busca entrenar la mente para permanecer en el presente sin cambiar nada, con una actitud de aceptación de la realidad.

Aunque tal vez te cause rechazo acercarte a este tipo de prácticas, te recomiendo encarecidamente que les des una oportunidad, pues pueden ayudarte a ganar en salud y felicidad.

¿No me crees? Entonces toma nota de una investigación realizada al respecto en el año 2004. En ella, se le conectaron al monje budista (y también doctor en genética celular) Mathieu Richard 256 sensores en la cabeza para analizar su mente mientras meditaba. ¿El resultado? Consiguieron registrar niveles de emociones positivas jamás encontrados en otro ser humano, reconociéndole así como la persona más feliz del planeta. Con esta investigación se demostró que la meditación, con todos los valores y virtudes que representa —como la paciencia, la compasión o la atención—, puede ayudarnos a ser más felices.

Si aun así sigues teniendo dudas, déjame contarte la historia de la doctora Sara Lazar, una neurocientífica de la escuela de Medicina de Harvard a la que sus muchas reservas en este tipo de prácticas la llevaron a realizar uno de los experimentos que mejor detallan los múltiples beneficios de la práctica de la meditación.

En el estudio, un grupo de control con sujetos que no meditaban se comparó con otro que, durante ocho semanas, participó durante 40 minutos al día en un programa de atención plena orientado a reducir el estrés llamado MBSR (*Mindfulness Based Stress Reduction*).

Para su sorpresa, los estudios revelaron que incluso en un tiempo tan breve, en el cerebro de las personas del segundo grupo se produjeron cambios significativos en varias regiones:

- La actividad de la amígdala se redujo y con ello se produjo una disminución de emociones como la angustia, el miedo y la tensión.
- La actividad del hipocampo aumentó, incrementando así las capacidades de aprendizaje, cognición, memoria y regulación de las emociones.

La curiosidad de esta doctora contribuyó a que la ciencia pudiera certificar no solo los beneficios de la meditación en la salud física, sino también en la gestión del miedo y los trastornos de ansiedad.

Después de realizar varias investigaciones y conocer los resultados de estudios como estos, me decidí a empezar a meditar casi a diario para tratar de lidiar con la ansiedad y las fobias que sentía.

Con la práctica, poco a poco fui tomando conciencia de cómo sentía los síntomas de la ansiedad en mi cuerpo y de cómo era yo mismo con mis pensamientos quien provocaba esta reacción ansiosa.

También me di cuenta de que no era la realidad la que me hacía sentir así, sino la manera en la que la evaluaba, y que debía cambiar esa percepción entre el estímulo y la respuesta ansiosa.

Meditando descubrí que podía mejorar el modo en el que evaluaba mi vida. Al focalizarme en mi respiración, podía observar cómo se sucedían mis pensamientos en la mente, cómo los procesaba e incluso el poco control que tenía sobre alguno de ellos. Empecé a tomar conciencia de que activaban la ansiedad, pero que, si relajaba mi cuerpo y mi mente, podía activamente reducirla a ella y a sus síntomas.

Como el origen de mi ansiedad era mental, fruto de haber atraído activamente diferentes temores, podía poco a poco ir poniéndoles remedio rebajando la ansiedad que me hacían sentir.

Por todo esto, si estás sufriendo ansiedad en cualquiera de sus formas, te aconsejo ponerte a meditar cuanto antes. Puede que sientas que no sabes hacerlo o que es complicado, pero si practicas, estarás relajando tu mente y tu cuerpo desde el minuto uno y podrás reconocer cómo fluye en ti la ansiedad ante cierto tipo de situaciones o pensamientos, una revelación que, como me ocurrió a mí, tiene el poder de cambiarlo todo.

Aquí tienes algunos ejercicios y sugerencias para empezar a practicar la meditación y el mindfulness.

- ***Empieza el día con atención plena***: para recuperar la conciencia y el control, nada mejor que desactivar ese piloto automático de la ansiedad con el que tal vez te despiertas a diario. Para ello, puedes aprovechar el momento del desayuno para experimentarlo con todos tus sentidos: percibe atentamente el sabor, la textura y los colores de los alimentos. Te recomiendo también alejarte del móvil y de la televisión cuando lo hagas, para empezar el día con más conciencia y alegría.

- ***Intenta meditar al menos 15 minutos al día***: puedes practicar ejercicios de mindfulness ayudándote de aplicaciones o vídeos; en internet encontrarás una amplia variedad. En el canal de YouTube de *El fin de la ansiedad* tienes disponibles buenísimas meditaciones guiadas creadas específicamente para tratar problemas emocionales como la ansiedad.

- ***Prueba con un curso de MBSR:*** como he mencionado antes, el MBSR es un programa de meditación ideado por la ciencia para reducir el estrés rápidamente. Este tipo de ejercicios tiene un impacto directo y potente sobre nuestros niveles de estrés y de ansiedad. Existen cursos *online* (algunos gratuitos) y presenciales, así que, si puedes hacer alguno de ellos, no lo dudes, seguro que pronto te sentirás mucho mejor. Si lo haces por tu cuenta, busca un lugar cómodo y relajado, y trata de ser constante para beneficiarte de sus efectos.

Recurre a las técnicas de distracción

Cuando experimenté ansiedad por primera vez, mi principal temor era sufrir un ataque al corazón.

Uno de mis síntomas era una potentísima taquicardia que me acompañaba a diario, por lo que era totalmente lógico pensar que podía estar sufriendo una enfermedad o un problema cardíaco.

En ese momento aún no entendía que todo se debía a la ansiedad y a sus síntomas. El problema es que, aun comprendiendo y racionalizando la situación, los síntomas tampoco desaparecen así como así. Es necesario trabajar para calmarlos, buscando la técnica que mejor le funcione a cada uno. En mi caso, fueron de gran ayuda las técnicas de distracción.

No voy a entrar en detalle de las muchas maneras en que podemos distraernos del dolor o la angustia que nos provocan nuestros síntomas, ya que no es el objetivo de este libro. Pero sí te invito a que explores qué acciones y hábitos pueden ayudarte a hacerlo. En mi caso, acciones sencillas como hacer restas, sumas o multiplicaciones con los números de matrículas de los coches mientras paseaba por la calle me ayudaban a distraer mi atención, olvidando los síntomas al enfocarme hacia esos otros estímulos. Una acción aparentemente simple, pero que conseguía calmar mis complicados síntomas en cuestión de minutos hasta hacerlos desaparecer.

Poco a poco, al mitigar estas reacciones de la ansiedad en el cuerpo, se iba reduciendo la alarma y comprendía racional y emocionalmente que las preocupaciones solo estaban en mi cabeza.

En el caso del pánico que sentía ante las taquicardias, al distraerme entendía que era imposible que sufriera una grave enfermedad o que fuera a morir debido a ello, ya que podía controlarlas al desviar mi atención.

Esta manera proactiva de actuar me permitía romper el círculo vicioso del miedo, ayudándome a comprender que era yo, y no la ansiedad, quien tenía el control de la situación.

Si decides no poner el foco en algo, no podrá afectarte, ni para bien ni para mal, pues la mente tiende a pasar por alto y descartar todo aquello a lo que no se le presta atención.

Es la atención que prestamos a los estímulos, las situaciones o las personas la que hace que sean importantes, no las cosas en sí. Por esa razón, si deseas superar tu problema con la ansiedad, no existe mejor manera de conseguirlo que cambiando tu enfoque.

Vamos a verlo rápidamente con un pequeño experimento que tal vez ya conozcas.

Prueba a colocar tu dedo índice entre tus ojos y las páginas de este libro, más o menos a mitad de distancia. Ahora activamente, enfoca tu mirada en el dedo y obsérvalo descubriendo su color y textura. Fíjate en cómo las páginas se difuminan como por arte de magia.

Después, con el dedo igualmente situado entre tu cara y el libro, vuelve a esta lectura y pon tu foco en las letras. Notarás cómo en esta ocasión es el dedo el que ha perdido su enfoque.

Con este sencillo experimento quiero que te quede claro que, cuando te enfocas en un elemento, todo lo que hay alrededor pierde su fuerza y visibilidad. Y que este mismo principio puedes aplicarlo para lidiar con la ansiedad.

Seguramente muchas veces tu mente se ha quedado enganchada a tus preocupaciones de un modo enfermizo. Y, sin darte cuenta, con esta manera de actuar alimentas tu propio malestar.

Todo se debe a la atención selectiva, un sesgo cognitivo —un atajo de nuestra mente— que, cuando estás enfocado hacia la situación negativa, actúa deformando tu modo de razonar, dando excesivo valor a una experiencia o estímulo y perdiendo el interés o la atención por la situación al completo. Por eso muchas veces, amargados o preocupados, dejamos de observar la enorme cantidad de oportunidades y maravillas con las que amanecemos cada nuevo día.

Ante este tipo de situaciones, reconocer este parloteo mental será el primer paso para poder controlarlo, así que cuando tu mente entre en un buble de pensamientos negativos sin fin, utiliza la distracción para conseguir cambiarlos por algo más positivo.

El objetivo final es que tengas un control activo sobre tu manera de pensar y puedas «cambiar de canal» cuando lo necesites. Intenta detectar cualquier posible cambio, avance o mejora, para ser consciente de que estás aprendiendo a tomar el control, de que poco a poco te estás convirtiendo en alguien más proactivo, responsable y fuerte de lo que tal vez nunca habías sido.

Aquí te dejo una serie de ejercicios que puedes poner en práctica ya mismo para empezar a distraerte de tus síntomas. Practica hasta convertirte en un experto, así podrás elegir tu mejor remedio y distraerte siempre que lo necesites.

- **Reconoce el miedo y sus síntomas:** ubica esa emoción en tu mente y cuerpo, siente su fuerza y date cuenta de que el problema no está en los estímulos que te provocan ansiedad, sino en que la ansiedad se ha activado en tu cuerpo. Cuando sientas estos síntomas intenta enfocar tus pensamientos hacia algún objeto que tengas frente a ti y nota cómo, poco a poco, la ansiedad pierde su fuerza. Esto te servirá para entender que tú tienes el poder de la situación, no tu ansiedad.

- **Realiza actividades que te enfoquen en el presente:** actividades como hacer crucigramas o pintar mandalas te obligarán a cambiar el foco de tu atención y a escapar de tus preocupaciones mentales. Toma conciencia de que la atención es como un músculo que crece y se hace más ágil y fuerte cuanto más lo trabajes. Nuevamente, reconoce que tú tienes el poder, no tus miedos.

- **Crea tu «botiquín de emergencia» de distracción:** como te comentaba antes, a mí me ayudaba mucho sumar las matrículas de los coches cuando los síntomas de la ansiedad se hacían insoportables y estaba en la calle. Pero cada persona es diferente y debe encontrar su manera de lidiar con la ansiedad. Por eso te recomiendo que crees tu particular botiquín mental de recursos a los que puedas acudir en cualquier situación que te genere ansiedad, ya estés en casa, en la calle o en el trabajo. Encuentra esas actividades sencillas que te permitan distraerte de la ansiedad, anótalas si hace falta para que puedas recordarlas y acude a ellas en cuanto empieces a sentir los síntomas.

Atrae buenas cosas a tu vida

Nuestra salud, tanto física como mental, está directamente relacionada con la manera en que gestionamos nuestras emociones. Con una mente organizada y en paz es más fácil mantener la sensación de equilibrio y un cuerpo más sano. En cambio, cuando las emociones y los pensamientos negativos nos dominan, nuestro cuerpo genera las conocidas como hormonas del estrés —la adrenalina o el cortisol— de una manera que puede llegar a enfermarnos.

Somos química y, si trabajamos en ello, podemos cambiarla proactivamente en nuestro cuerpo, evitando así los perjuicios que la química negativa generada a través de las emociones y los pensamientos puede causarnos. Si cultivamos hábitos positivos y trabajamos en mejorar nuestro modo de apreciar el presente y las situaciones del día a día, conseguiremos tener pensamientos y sentimientos positivos de amor, paz, éxito y abundancia, generando así las famosas hormonas de la felicidad:

- ***La serotonina***, que regula el estado de ánimo. Practicar el agradecimiento, disfrutar de la naturaleza o recordar momentos en que hemos sido felices la atrae a nuestro organismo.
- ***La oxitocina***, que reduce el estrés y aumenta la libido. Meditar, abrazar a las personas o actuar con generosidad son algunas de las acciones que puedes llevar a cabo para potenciarla, reduciendo así tus niveles de ansiedad.
- ***La dopamina***, también conocida como la hormona del placer. Hacer deporte, descansar bien o reconocer tus logros son algunos de los hábitos que puedes poner en marcha para potenciarla y sentirte mejor.
- ***La endorfina***, que reduce la sensación de dolor. Reír, practicar *hobbies* o disfrutar de la familia y los amigos son actividades que te ayudarán a generarla para así poder gestionar mejor los momentos difíciles.

Tercera fase

Acción

99

«Superar el miedo no se logra solo pensando, sino actuando».

W. Clement Stone

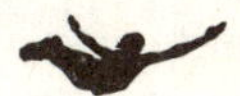

Ahora que ya conoces la realidad de tu problema y dispones de herramientas para recuperar la calma, es momento de pasar a la acción: es hora de enfrentarte al miedo cara a cara.

No obstante, si sientes que aún no has conseguido aceptar tu situación ni recuperar la calma, te aconsejo volver a repasar los capítulos anteriores.

Si te expones al miedo sin saber cómo funciona ni cómo enfrentarte a él y gestionarlo, te expones a que el impacto emocional sea más potente y negativo. Una circunstancia que hará que la ansiedad que puedas sentir sea cada vez mayor y el problema se vuelva más complicado de superar.

Para que entiendas esto más fácilmente regresa por un momento al pasado y recuerda los miedos más recurrentes de tu niñez, que tal vez fueran el miedo a la oscuridad, a los fantasmas e incluso al lobo feroz.

Imagina por un instante que vuelves a ser niño e intentas eliminar alguno de esos temores pasando la noche en soledad en una casa abandonada. Estoy seguro de que, en caso de haberlo intentado, no habría mejorado la situación frente a tu miedo, sino todo lo contrario. Seguramente el temor sería tal que cualquier sonido, reflejo o idea te habría hecho sentir pánico y habrías salido corriendo de ese lugar, haciendo que ese registro emocional fuera más potente todavía y complicando aún más el problema.

Esto mismo puede trasladarse a cualquier temor limitante que puedas sentir en la actualidad, como la fobia a conducir, la agorafobia, la hipocondría u otros problemas de ansiedad. Si intentas cortar el problema de raíz conduciendo por una gran ciudad o acudiendo a un lugar lleno de gente, solo conseguirás que la ansiedad se vuelva insoportable y la evitación, más necesaria.

Superar la ansiedad y saber tratar el miedo requiere de tiempo, de buena información y de mucha preparación. También es fundamental saber cómo se genera la respuesta emocional y en qué momento puedes empezar tú a cambiar las cosas. Vamos a verlo a continuación.

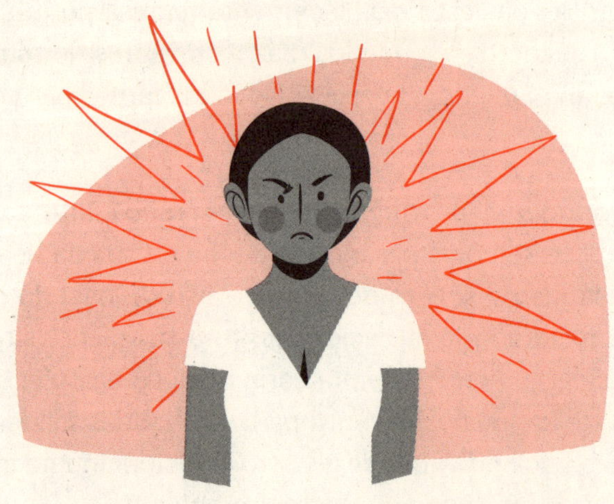

EL ABECÉ DE LA RESPUESTA EMOCIONAL

En todos los trastornos de ansiedad sentimos síntomas físicos y mentales, pues la reacción ansiosa intenta ponernos a salvo creando cambios en nuestro organismo y nuestra mente, ya que los necesitaremos a ambos para actuar de la mejor manera ante esa supuesta amenaza.

Como también sabes, cuando sufrimos de ansiedad respondemos al miedo de una manera desmesurada: las reacciones físicas de nuestro cuerpo provocan a su vez la reacción de nuestra mente, haciendo que ese temor irracional y desmedido aumente tanto de intensidad que puede acabar convirtiéndose en verdadero pánico.

Pero como ahora ya conoces el mecanismo de la ansiedad sabes que esta reacción emocional se salta la lógica, sin tener en cuenta a ese cerebro racional que podría evaluar la situación de forma correcta para poner las cosas en su sitio.

Porque sí, entre ese estímulo de miedo y la respuesta de ansiedad, existe un elemento que puede marcar la diferencia: se trata de nuestra interpretación. Si nuestra apreciación es adecuada, nuestra reacción también lo será.

Para explicarte cómo funciona su mecanismo me basaré en el modelo ABC de Ellis. Esta teoría ayuda a entender mejor el camino, ya que se divide en el estímulo (A), la percepción (B) y nuestra respuesta (C), deduciendo que es nuestra propia apreciación la que nos genera el malestar y lo que, por tanto, debemos cambiar. Esta es la explicación de este modelo:

- La letra **A** hace referencia al *estímulo o acontecimiento activador*, que puede provenir tanto del exterior como de nuestro interior. Puede tener muchas formas y es el factor que inicia la cadena de pensamientos, emociones y conductas.
- La letra **B** representa el *sistema de creencias de la persona*, incluyendo pensamientos, sucesos pasados, valores, actitudes y otras características propias. Es el conjunto de elementos con el que evaluamos la situación. Estas creencias pueden ser *racionales* o *totalmente irracionales*. En este último caso se fundamentan sobre la base de cosas poco lógicas o exageraciones. Se trata de una distorsión en el modo de razonar que hace que el sujeto oriente su pensamiento hacia la manera como se siente. Este es el motivo por el que, a mayor malestar emocional, los pensamientos, las ideas o los temores se vuelven más negativos y potentes.
- La letra **C** se refiere a nuestra *reacción o conducta*, el modo en que respondemos a partir de nuestra particular evaluación de los hechos.

Tendemos a pensar que son los acontecimientos los que generan nuestras emociones y guían nuestra conducta, pero no es así, ya que no todos actuamos de la misma manera ante una misma situación. Este es el punto clave de la cuestión.

Si cambias la evaluación de la situación, puedes cambiar esa reacción automática y distorsionada por una más adecuada a lo que está ocurriendo. Si evalúas la realidad de otra manera, reducirás la ansiedad que sientes. De esta forma, será más sencillo trabajar en cambiar ese registro de alarma por el de situación neutra, hasta el punto de eliminar por completo la ansiedad que te provoca.

Volviendo al modelo de Ellis, podemos afirmar que:

- La letra **A** es imposible de cambiar, ya que estos estímulos se dan en la vida y muchas veces son situaciones tan comunes y necesarias como salir a la calle, vivir en sociedad o tener que viajar o conducir un coche.
- La letra **C** del modelo, la reacción al estímulo, es directamente proporcional a la B, pues reaccionamos en función de la evaluación que hacemos del estímulo. La reacción es imposible de cambiar si no cambiamos nuestra apreciación.
- La letra **B**, por tanto, es la única que permite que cambiemos la manera en que reaccionamos a las experiencias de la vida. Se trata de interpretar de forma correcta ese estímulo, de actuar en consecuencia a la situación.

No se trata de dejar de tener miedo, pues ya hemos hablado de lo positivo que es sentirlo para nuestra supervivencia. De lo que se trata es de interpretar correctamente la situación y de cambiar esos registros en nuestra mente para que dejen de decirnos que algo es peligroso cuando no lo es.

Para conseguir este cambio de registro hemos de dejar de utilizar el *camino corto* o reactivo gestionado desde la amígdala, ese que utilizamos para responder rápidamente a una situación percibida como peligrosa. En su lugar, tendremos que utilizar el camino lógico o largo, el que usa la razón para evaluar la realidad sin dejarse llevar por la fuerza de la emoción.

Desgraciadamente, no somos un ordenador que cuando detecta un virus o un archivo dañado lo envía a la papelera de reciclaje y ahí se acaba el problema. Si fuera tan sencillo cambiar nuestros registros emocionales, podríamos dejar de prestar atención a alarmas y peligros reales al instante.

En la vida real, modificar estos registros requiere de un trabajo que lleva su tiempo y en el que puede haber muchos altibajos.

Conseguir poner fin al miedo no es algo sencillo. Necesitarás hacer un trabajo constante y consciente para combatirlo, siguiendo además una serie de pasos que garantizarán el éxito. El proceso consiste en lo siguiente:

- ***Informarte bien sobre la naturaleza de la ansiedad en general y de tu problema en particular*:** deberás proveerte de información útil, objetiva y práctica sobre el mecanismo del miedo, la manera en que funciona nuestro cerebro, los síntomas de la ansiedad y el modo en que se presentan. Solo así podrás comprender mejor la verdad sobre lo que te sucede.

- ***Desarrollar herramientas personales para afrontar la ansiedad y relajar el organismo*:** con las prácticas de las que hemos hablado anteriormente, como la respiración diafragmática, la meditación o la distracción, podrás reducir la reacción ansiosa ante tus peores miedos.

- ***Dejar de evitar situaciones y reconocer cuándo lo haces*:** cuando evitas ciertas situaciones por miedo les estás dando más importancia y fuerza a los estímulos que te provocan ansiedad, lo que te limita cada vez más.

- ***Exponerte de manera controlada y progresiva a las situaciones temidas*:** si en lugar de evitar aquello que te genera ansiedad patológica te enfrentas a ello de la mejor manera cuando te sientas preparado para hacerlo, podrás cambiar esa reacción ansiosa por una más adecuada ante estas situaciones. Llegados a este punto, es fundamental conocer nuestras respuestas evitativas para prevenirlas e impedir esa evitación.

- ***Normalización progresiva de las situaciones antes concebidas como una amenaza***: se trata de realizar un cambio de registro emocional que te ayudará a reducir el nivel de ansiedad poco a poco, de manera que la asociación estímulo-peligro vaya desapareciendo.

Busca ayuda profesional si la necesitas

Este libro puede ser tu mejor complemento para trabajar en el cambio, pero debes tener en cuenta que hay trastornos, fobias y obsesiones muy difíciles de controlar y que pueden llegar a limitar en gran medida tu vida. Si es tu caso, te recomiendo que busques ayuda, ya sea acudiendo a terapia o a través de la medicación, siempre controlada por un profesional. Esto te permitirá resolver tu problema con el miedo mucho antes y de forma más eficiente.

Una vez que consigas darles la vuelta a tus miedos, será fundamental reconocer el cambio y grabarlo en tu memoria emocional. De esta forma, tendrás más probabilidades de repetir este nuevo tipo de conducta en el futuro, cambiando la evitación por la exposición y reconociendo que tienes todo lo que necesitas para hacer frente a tus peores miedos. En el siguiente apartado verás cómo puedes, paso a paso, empezar a enfrentarte a ellos.

AFRONTANDO EL MIEDO PASO A PASO

1. Infórmate bien

Como ya hemos comentado a lo largo de este libro, los miedos limitantes y patológicos nacen a partir de situaciones con un impacto emocional potente y negativo. Este tipo de experiencias o estímulos son registrados en la memoria emocional como algo potencialmente peligroso. Así surgen, y se mantienen, creando un condicionamiento que te acompañará todo el tiempo que se lo permitas.

Insisto en recalcar la idea de que es fundamental que entiendas que reaccionas con ansiedad porque sufres un trastorno, y que no es el elemento o la situación en sí el verdadero motivo de tu angustia. La sensación de peligro se debe a que estás sobredimensionando el riesgo. Una vez que aceptes que estás condicionado por ese registro defectuoso en tu memoria emocional, conseguirás sentirte mejor.

Cuando aprendas a modificar el modo en que observas las situaciones que percibes como peligrosas, conseguirás reducir la reacción ansiosa y la fobia perderá peso. Por eso es fundamental aceptar que sufres ansiedad, saber qué se esconde detrás del problema, conocer cuál es su mecanismo y trabajar para superarlo.

2. Identifica tus motivos particulares

Una vez que has aceptado y comprendido que sufres ansiedad, debes estudiar tu experiencia para identificar ese o esos temores irracionales que padeces y cuáles son sus motivos. Hacerlo implica tomarte el tiempo de dar un paseo por las partes no conscientes de tu mente, donde respiran condicionamientos e inseguridades que afectan a tu desempeño diario.

Puedes empezar buscando en tu memoria situaciones o traumas que probablemente sean el desencadenante del problema. Si eres incapaz de dar con ellos, puedes preguntar a tu familia o a tu entorno directo cuáles pueden ser los orígenes de tu fobia (a lo mejor eras demasiado pequeño cuando ocurrió y no lo recuerdas de manera consciente). También deberás identificar los momentos en los que se da la respuesta ansiosa ante esos miedos.

Si consigues llegar a la raíz del problema, podrás poner algo de lógica en esta reacción automática que te produce la fobia, además de identificar esos registros negativos almacenados en tu memoria emocional, reconociendo las experiencias, las situaciones o los elementos relacionados. Todo esto te ayudará a racionalizar lo que te sucede y a entender que solo a través de la acción focalizada podrás superarlo.

Una vez que identifiques tus miedos limitantes, sabrás cuándo y por qué motivo surgen, y cuáles son esas situaciones ante las que debes cambiar tu forma de razonar y actuar.

Para lograrlo, puedes ayudarte de las autoinstrucciones, una poderosa herramienta para detener el círculo vicioso del miedo y la ansiedad.

Las autoinstrucciones son esas palabras, frases o afirmaciones positivas, objetivas y realistas, con las que puedes reconocer la situación tal y como es, sin el filtro del miedo añadido.

Te permitirán exponerte de manera gradual a tus temores, consiguiendo dar fuerza a tu razón para equilibrar la situación y la reacción ansiosa.

En esencia, se trata de sustituir esos pensamientos negativos o distorsionados que acompañan a ese estado de alarma por pensamientos positivos y realistas, evitando añadir al pánico pensamientos que aumentan nuestra ansiedad.

Puedes recurrir a las autoinstrucciones cuando sientas que el círculo vicioso del miedo hace aparición, y por tu mente se pasean pensamientos del tipo «no voy a poder aguantarlo», «esto es horrible» o «voy a perder el control». En ese momento, cuando reconoces lo que está sucediendo, puedes decirte a ti mismo palabras como «¡ALTO!» o «¡BASTA!», y sustituir los pensamientos negativos por otros más positivos como «voy a conseguirlo, cada vez estoy mejor», «solo es miedo por algo con lo que no me identifico», «me voy a enfrentar, voy a exponerme y dejar de temerlo» o el mantra «solo es ansiedad».

Para trabajar esta técnica, te aconsejo que primero escribas en un cuaderno cuáles son esos pensamientos negativos o catastrofistas, y los cambies por otros más objetivos, realistas y positivos.

Las autoinstrucciones son una excelente manera de exponerte tanto a los motivos que provocan tus miedos como a la ansiedad que invade tu cuerpo y tu mente cuando esto sucede, así que te recomiendo que las pongas en práctica cuanto antes.

3. Relaja tu cuerpo y tu mente mientras trabajas en el cambio de creencias

Como ya hemos comentado anteriormente, para eliminar la ansiedad que nos genera el miedo es necesario devolver el buen uso a la razón para así poder evaluar la situación tal y como es, sin dejarnos llevar por la fuerza de la emoción.

Teniendo esto en cuenta, resulta fundamental disponer de herramientas que nos devuelvan a la calma mental y física, ya que así tomaremos conciencia de que tenemos el poder sobre nuestro problema y reconocemos con más fuerza la realidad de nuestra situación.

Desde la calma te resultará más sencillo trabajar con la parte racional asociada a la fobia para cambiar tus creencias y, poco a poco quitarles peso y valor a esos miedos.

Puedes empezar a racionalizar tus miedos realizando autoafirmaciones o exponiéndote a lecturas, documentales, conversaciones o imágenes que puedan tener que ver con ese modo de sentir estas situaciones de una forma más positiva.

Si, por ejemplo, tienes miedo a volar, una buena manera de trabajar en este cambio de creencias podría ser buscar información sobre datos estadísticos que demuestren que el transporte aéreo es el medio más seguro del mundo para viajar, o que es más probable perder la vida alcanzado por un rayo que viajando en avión. También te ayudará ver películas o imágenes positivas que puedan tranquilizarte o hablar con tus amigos y familiares de sus apasionantes viajes por el mundo. Todo esto puedes combinarlo con las autoinstrucciones o autoafirmaciones. Si te las repites a diario, acabarás entendiendo que tu problema únicamente es la ansiedad provocada por tus miedos.

4. Practica la exposición gradualmente

Antes de comenzar con la exposición es indispensable trabajar todo lo anterior para comprender que el camino para superar la ansiedad patológica requiere necesariamente dejar de evitar las situaciones que te provocan esta reacción.

La evitación, al contrario de lo que pueda parecer *a priori*, mantiene y empeora el problema.

Cuando empieces a enfrentarte gradualmente a tus peores miedos sentirás cómo la ansiedad disminuye, y verás cómo el problema estaba en realidad en tu particular manera de observar y entender esas experiencias, y no en esas situaciones en sí mismas.

Soy consciente del malestar que se siente al hacer frente a situaciones que te generan pánico, sean o no irracionales, sea el temor infundado o no, pero soy más consciente aún de que esta es la única solución.

Cuando el impacto emocional es muy fuerte, exponerse al miedo sin un plan previamente elaborado puede provocar mayores daños, por eso es necesario hacerlo de manera ordenada y poco a poco, dándole tiempo a tu cerebro emocional y racional para evaluar la realidad tal y como es realmente.

Existen diferentes formas de practicar la exposición: una más enfocada en hacer un trabajo de campo, acercándote gradualmente a eso que te da miedo, y otra que te permitirá exponerte desde la comodidad de tu casa. Vamos a ver en qué consiste cada una de ellas.

La exposición física al miedo

Una vez conocidos los pasos que debes seguir para enfrentarte a tus miedos y superarlos, veamos cómo puedes poner en práctica el último de ellos: el de la exposición.

La exposición física te permitirá acercarte —literalmente— a tus miedos, mirarlos a la cara y confirmar lo que venimos diciendo: que el problema reside en la forma en la que hasta ahora has interpretado ciertas situaciones.

Para que funcione, la exposición a los miedos debe ser gradual y hacerse cuando uno se sienta bien preparado, después de haber puesto en práctica los pasos anteriores. De lo contrario, el impacto emocional, ya de por sí negativo y desproporcionado, lo será mucho más.

Por ejemplo, una persona que tenga fobia a los perros podría comenzar su exposición al miedo observando fotografías de estos animales. Más tarde, podrá añadir una a su fondo de pantalla del móvil, y luego escucharlos o verlos desde la distancia. Así, poco a poco, podrá ir notando en cada fase la ansiedad que siente y lo irracional del peligro.

Siguiendo con esta exposición gradual, la persona podrá acercarse a un cachorro, después acariciarlo y, de manera gradual. seguir exponiéndose a su fobia a través de un mayor acercamiento.

Con el tiempo y la práctica, esta exposición actuará en el plano emocional modificando ese registro desmesurado que asociaba con los perros, eliminando la reacción ansiosa que sentía.

Si te resulta complicado realizar estos ejercicios de exposición debido a la gran ansiedad que sientes, o no sabes cómo exponerte a eso que temes, lo mejor que puedes hacer es acudir a un profesional para que te ayude en tu proceso de exposición. Ten en cuenta que no todos sufrimos este problema de la misma manera ni en la misma intensidad.

Es muy importante que aceptes que no todos los días, momentos y circunstancias son iguales; por lo que, si sientes la necesidad de alejarte de aquello que te provoca miedo porque ese día tus niveles de estrés son demasiado elevados, o porque no te sientes bien, hazlo sin problemas, frustraciones ni culpas. No te juzgues ni te martirices por ello cuando suceda. Sabes que más adelante, siempre y cuando tus niveles de estrés te lo permitan, podrás volver a practicar nuevamente.

Exposición a exposición, si lo haces bien y de manera gradual, irás notando que tus niveles de ansiedad ante tus miedos irracionales cada vez son menores. Podrás apreciar esa verdad que dice que todo lo que sube tiene que bajar y, sintiéndolo, notarás cómo también, poco a poco, vas recuperando ese control que necesitas.

Este será el objetivo final: conseguir que ese estímulo no te genere tanta ansiedad, sino un temor y una precaución proporcionales. Habrás así normalizado el miedo sintiéndolo como algo natural y no como un elemento peligroso.

Trabajando en ello y exponiéndote escalonadamente a tus miedos, podrás regular tu respuesta ansiosa. Al mismo tiempo las situaciones y la forma en que las vives ayudarán a que tu razón dé poco a poco también el justo valor a estos miedos.

Sé que no es nada sencillo y que conseguirlo supone mucho esfuerzo, ya que mientras todavía convivas con esa falsa alarma activa en tu organismo seguirás sufriendo altibajos emocionales, preocupaciones, angustia y frustración.

El camino es muy duro, pero absolutamente necesario si quieres volver a estar bien. No te queda otra opción para recuperar la sonrisa.

La exposición mental o «científica»

Como te avanzaba antes, además de la exposición física, hay otra forma de exponerte a tus miedos mucho más cómoda y amable que la que acabo de explicarte. La he llamado exposición «científica» ya que en su momento la utilicé para estudiar la forma en que esos temores activan la ansiedad en nosotros al exponernos mentalmente a ellos. Una exposición que yo usé en esos momentos difíciles y que utilizo siempre que siento fuerte ansiedad para demostrarme a mí mismo que ese temor no puede hacerme ningún daño.

Muchas veces la peor ansiedad no está en los síntomas físicos que notamos, sino en ese desequilibrio mental y emocional que puede hacernos sentir que nos estamos volviendo locos o que nos hemos convertido en nuestro peor enemigo. Es aquí donde la exposición científica puede ayudarte.

En mi caso, debía enfrentarme a algunas fobias tan extrañas como las derivadas de situaciones vividas por el personaje de terror de mi pausada novela. En ese momento no me daba cuenta de que sufría ya un trastorno ansioso y de que, tratando de echar de mi mente asustada esas fobias, solo conseguía lo contrario, hacer que se volvieran más fuertes. Y cuando fui consciente de que lo que debía hacer era exponerme a ellas, en lugar de evitarlas, me encontré con el problema de que no sabía cómo hacerlo, pues se trataba de situaciones del todo irracionales y alocadas.

Más tarde descubrí que, aunque el miedo puede presentar muchas formas, el tratamiento es el mismo ante todas ellas: exponernos a aquello que nos provoca esa reacción horrible y desmesurada de ansiedad.

Tras esta revelación, me puse manos a la obra para volver a recuperar la calma. La exposición científica fue mi aliada en esos duros momentos.

La práctica es bien sencilla y consiste en que, una vez que reconozcas los estímulos que te provocan ansiedad y angustia, aprendas a atraerlos a tu mente durante unos minutos para sentir esa reacción ansiosa en tu organismo.

Te recomiendo que elijas un lugar tranquilo y cómodo en tu casa donde puedas practicar sin que nadie te interrumpa. En mi caso, después de meses sufriendo este problema, creé lo que yo llamaba mi rincón zen en casa, un lugar en el que practicaba diariamente meditación y respiración diafragmática, y donde empecé a practicar también esta exposición mental.

Antes de ponerte a ello, haz un listado con todos tus temores, pensamientos y obsesiones para tenerlos siempre presentes cuando hagas la exposición.

Una técnica efectiva es cerrar los ojos e intentar visualizar la situación temida en detalle. Imaginar cada aspecto de la situación, desde los escenarios más tranquilos hasta los más angustiosos. De esta manera, imaginando la escena, podemos lograr sentir las mismas sensaciones que sentiríamos exponiéndonos físicamente a esa situación, permitiendo que nuestra mente se enfrente a los miedos de manera controlada y gradual, para poder así, siempre poco a poco, ir dando más poder a la razón para que tome cartas en el asunto.

Al atraer conscientemente eso que nos provoca tanta ansiedad, los síntomas ansiosos van a aparecer en nuestro organismo. De esta manera podremos explorar y comprender mejor las reacciones emocionales y físicas asociadas a ese temor. Haciendo esto nos exponemos al miedo en lugar de evitarlo, y al reconocer y aceptar estas sensaciones que sentimos, se establece una conexión directa con la fuente que lo genera.

Inicialmente, siempre que atraigamos a nuestra mente algunas formas de esos miedos, la ansiedad y sus síntomas se harán mayores. Será entonces cuando tienes que aguantar y estar tranquilo o tranquila, para conseguir realizar este ejercicio de manera efectiva.

Cuando sientas más ansiedad date cuenta de que no va a sucederte nada malo ya que estás sentado cómodamente en tu casa en un ambiente relajado y nada puede ocurrirte. El problema, como puedes darte cuenta, no está en la situación o temor en sí, sino en la forma que este te afecta emocionalmente.

Sentirás más angustia y ansiedad en algunos momentos, pero, si logras aguantar, notarás cómo esa ansiedad también desaparece hasta reducirse por completo...

Esta acción estará haciendo mella en ti y en tu cerebro, obligando a reconocer a esa parte emocional que el peligro no es real, modificando poco a poco el registro emocional asociado a ese temor, y consiguiendo que tu parte racional sea cada vez más consciente de que no hay nada que temer, sino mucho que aprender.

Cuanto más trabajes esta exposición mental, más preparado estarás para enfrentarte después físicamente a ese tipo de situaciones o temores con mucha más confianza y valentía.

Para beneficiarte lo máximo posible de este tipo de exposición, es importante que seas constante: encuentra un espacio cada día para practicar, a ser posible, a la misma hora; así te será más fácil crear el hábito.

Consejos para realizar la exposición

Márcate objetivos específicos y progresivos

Cuanto más específico y concreto sea el objetivo de cada exposición, más probabilidades de éxito tendrás. Si, por ejemplo, tu fobia se debe a un temor excesivo a conducir que limita y condiciona tu vida, tu objetivo no debería ser conducir durante más de cuatrocientos kilómetros de una punta a otra del país. Es mucho más fácil y realista dividir el objetivo en etapas y situaciones específicas como las siguientes:

- ***Semana 1:*** «Voy a sentarme al volante y a arrancar el coche».
- ***Semana 2:*** «Voy a dar unas vueltas a la manzana con el coche a las ocho de la mañana, cuando hay poco tráfico».
- ***Semana 3:*** «Voy a hacer la compra en coche».

Y así, gradualmente, hasta que consigas conducir por zonas concurridas o hacer viajes largos por la autopista, una vez que hayas eliminado ese registro de peligro que asocias a todo lo relacionado con la conducción.

Haz una lista de tus miedos

Para que puedas exponerte al miedo de manera eficiente y escalonada, te recomiendo que hagas un listado lo más completo posible de las situaciones o estímulos que activan en ti la ansiedad, ordenándolos de menor a mayor intensidad o dificultad.

Te animo a que durante los próximos días reconozcas esas situaciones que te producen miedo intenso, esas que has preferido evitar debido a que los síntomas se hacían insoportables, o en las que tu angustia y temor te hacían temer que algo malo iba a ocurrirte. Listar tus miedos no solo es una acción material, sino también una terapia emocional, ya que funciona como un primer acercamiento a los estímulos desde tu mente, ya que, lo quieras o no, pensarás en ello.

Escribiendo esta lista, estarás poniendo nombre a tus miedos, y al hacerlo, los vas a sentir y vas a notar también la ansiedad que te provocan. Será un primer acercamiento que te ayudará a poner las cosas en su sitio, además de en el papel, debido al poder terapéutico de las palabras. Sin darte cuenta, estarás ya exponiéndote a tus peores temores.

Te propongo que detengas aquí la lectura, cojas ahora mismo un bolígrafo, escribas esta lista de miedos en un papel y los puntúes del 0 al 10, donde el cero indicaría ninguna ansiedad y el diez, el pánico más absoluto.

Más tarde podrás exponerte a ellos y con el tiempo observarás cómo esa nota va disminuyendo.

Lleva un diario de exposición

Cuando empieces con las prácticas de la exposición, te recomiendo que lleves contigo un diario o cuaderno en el que anotes el modo en que vas a llevarlas a cabo. Así podrás dejar registrada tu evolución.

Llevar un registro de las exposiciones te hará ver que, aunque haya días malos, también hay días buenos en los que vas avanzando. Esto te resultará muy útil para detectar cuándo puedes pasar al siguiente nivel en esta escala gradual de exposición al miedo.

Puedes empezar haciendo un registro de las primeras situaciones que has anotado en la lista anterior de miedos, las que te produzcan menos ansiedad. Anota tus progresos y avances y así tomarás conciencia de que eso que tanto temes jamás ocurre.

También te ayudará escribir cómo te sientes y la forma en que vas pasando de un tipo de experiencias a otras, superando tus barreras y miedos.

Llegará un día en el que te darás cuenta de que tus temores se hacen cada vez menos intensos y que su impacto emocional va perdiendo fuerza. Un momento en el que puedes estar seguro de que pronto volverás a estar bien.

El «tiempo justo»

No existe un tiempo óptimo estipulado para realizar las exposiciones, ya que dependen de cada persona y situación. Pero sí puedes establecer el «tiempo justo para ti» atendiendo a estos criterios:

- Cuando el deseo de escapar de esa situación ha disminuido del todo.
- Cuando la ansiedad se ha reducido significativamente.

Muchos estudios indican que el tiempo mínimo recomendable de exposición debería ser de unos 30 minutos, para tener un margen de tiempo suficiente para reducir la ansiedad y sus síntomas.

No obstante, existen muchos tipos de fobias y no en todos los casos tiene sentido pasar 30 minutos exponiéndote a ellas. Por ejemplo, si alguien tiene miedo a los ascensores, estaremos de acuerdo en que no es necesario pasar media hora dentro de uno de ellos; con unos pocos minutos bastará. Por el contrario, en el caso del miedo a volar, tal vez 30 minutos podría parecer poco tiempo teniendo en cuenta la duración media de los vuelos, pero tampoco tendría sentido pasar horas y horas exponiéndose a ese miedo.

En mi opinión, más importante que el tiempo de exposición es la constancia con la que te expongas, así que te invito a que explores en ti mismo hasta encontrar el tiempo idóneo para ti, el que te haga ir avanzando poco a poco en tu lucha contra el miedo.

Cuarta fase

El fin del miedo

«No podemos escapar de lo que no enfrentamos. La valentía está en confrontar nuestros miedos, no en evitarlos».

Ralph Waldo Emerson

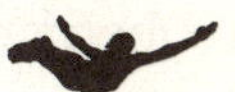

El método que te propongo en este libro es la manera definitiva de poner fin a los miedos que pueden limitarte y hacerte enfermar, sean del tipo que sean.

Si lo trabajas, entenderás mejor cómo se activa el sentimiento del miedo, qué forma adquiere, cómo se transforma y cuál es el origen de los síntomas asociados a él. Si lo haces correctamente, te darás cuenta de que el monstruo no es real, sino más bien una sombra distorsionada y extrema de algo que no puede hacerte ningún daño.

Llegar a esta revelación es como cuando un niño asustado descubre que ese monstruo que las sombras de la noche le hacían creer que era real no es más que un efecto óptico fruto de sus propias creencias y temores.

Al darles forma a los miedos que te angustian consigues quitarles poder, pero, como ya sabes, cuando se sufre un trastorno de ansiedad no basta con darse cuenta de ello.

Espero haberte ayudado a ver el miedo por lo que es y a entender su finalidad y los motivos por los que provoca en ti esa reacción ansiosa tan alterada. No obstante, para aprender a gestionarlo correctamente necesitarás tocarlo, abrazarlo y acercarte a él tantas veces como sea necesario, hasta ser totalmente consciente de que no tiene ningún poder sobre ti.

Para ello habrás de caminar hacia él, reducir la oscuridad que te mantiene asustado y prepararte para ese paso tan complicado emocionalmente que necesitas dar.

No te preocupes: si utilizas las herramientas que has conocido en este libro, podrás conseguirlo. Podrás atraer la calma a tu mente y a tu organismo, realizando un ejercicio consciente que te ayude a observar la realidad por lo que es realmente, para así prepararte para cuando lleguen los momentos complicados. Este será un trabajo fundamental que te ayudará a exponerte a tus fobias.

En este sentido, la exposición científica puede ser tu mejor aliada, ya que te permite acercarte mentalmente a aquellas situaciones que te provocan temor sin necesidad de hacerlo físicamente.

Atrayendo esos estímulos que generan fobia o pánico a tu mente y emociones, podrás sentir la ansiedad que te producen. Inicialmente las sensaciones serán muy fuertes y tal vez creas que la realidad es realmente amenazante. Pero si aguantas un poco, verás que la ansiedad y sus síntomas se reducen. Este ejercicio te ayudará también a reconocer la complicada realidad que vives, la que te asegura que esos miedos son tan grandes porque así los sientes, aunque en realidad no sean reales ni pueden causarte ningún perjuicio.

Atrayendo el miedo a tu mente y notando la reacción ansiosa, podrás «sentirlo» y darte cuenta de que todo se debe única y exclusivamente al mecanismo de la ansiedad.

Cuanto más practiques este ejercicio mental, más preparado estarás para exponerte luego a esos temores físicamente, si es que existen estímulos en tu vida que te provocan esta reacción patológica.

Se trata de un trabajo gradual que te ayudará a que poco a poco el miedo deje de limitar tu vida.

EL OBJETIVO FINAL, LA NORMALIZACIÓN DEL MIEDO

El objetivo final de la exposición a fobias y miedos paralizantes es conseguir cambiar nuestra apreciación y así dejar de evitar todo aquello que nos provoca ansiedad. Para conseguirlo es necesario normalizar ese temor extremo que hemos asociado a ese tipo de situaciones, eliminando todo su impacto emocional negativo.

Como sabes, mientras trabajas en ello es muy recomendable dividir las situaciones que te provocan esa reacción tan extrema en elementos más pequeños de menor a mayor grado de ansiedad. Así podrás ir exponiéndote de manera gradual, pasando de una experiencia a otra de mayor complejidad.

Un buen modo de saber cuándo puedes pasar al «siguiente nivel» es realizar al menos dos exposiciones consecutivas a una misma situación en las que hayas sentido que tu ansiedad se ha reducido considerablemente.

Después, mientras sigues avanzando en el proceso, serás capaz de detectar si necesitas más o menos práctica en una situación particular o si ya puedes pasar a la siguiente fase.

Tan recomendable como exponerte a tus fobias hasta racionalizarlas es llevar a cabo esta técnica de exposición sin prisa, sin perseguir por todos los medios eliminar la ansiedad que sientes. Recuerda que actuar desde la desesperación nunca da buenos resultados. Si tu objetivo final solo es eliminar el malestar lo antes posible y por todos los medios, te frustrarás, perderás la paciencia e incrementarás tus niveles de estrés, tirando por tierra buena parte del trabajo realizado.

Superar las fobias requiere de mucha práctica; el tiempo y la constancia son fundamentales. Tal vez haya momentos en los que creas que no estás consiguiendo nada, pero lo cierto es que sí que estarás avanzando, y poco a poco empezarás a sentirlo.

Has de aceptar que el cambio no será inminente, ya que ese registro emocional tiene un impacto muy potente en ti. Simplemente confía en que el cambio se está dando y que es gradual, y que cuanto más practiques y te expongas a tus miedos limitantes, más cambiará ese registro emocional.

Puedes entender este cambio como un proceso continuo en el que pasarás de considerar una experiencia como una situación de extremo riesgo vital a una que no supone riesgo alguno. Cuantas más exposiciones hagas, más activamente estarás pasando por los estados que existen entre estas sensaciones. El siguiente gráfico te puede ayudar a comprenderlo más fácilmente:

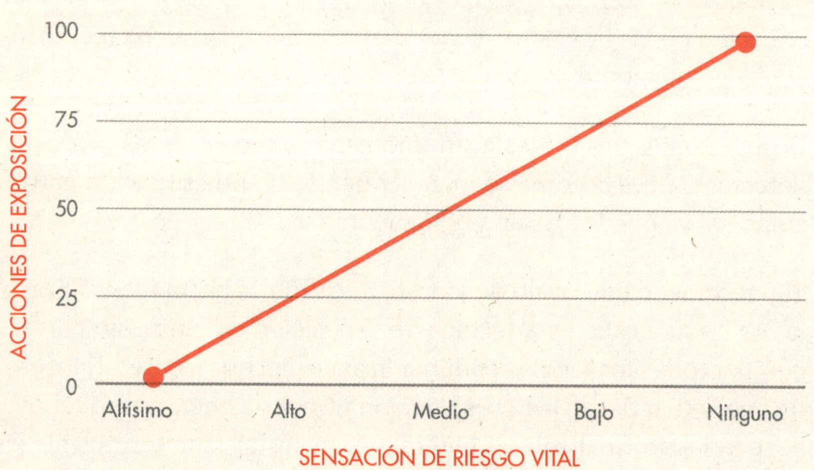

El objetivo final es sustituir ese registro exagerado y defectuoso almacenado en nuestra memoria emocional por uno más lógico y realista, que nos permita dejar de ver una situación como catastrófica y amenazante y empecemos a verla como algo común y corriente.

Sé que en ocasiones te resultará doloroso llevar esto a la práctica, pero aprendiendo a tolerar y a convivir con el dolor, también empezarás a reconocer esa nueva versión que está naciendo en ti, un reconocimiento que te hará sentir diferente y que te acompañará en tu lucha.

La ansiedad que sientes desaparecerá a su debido momento, pero mientras trabajas en ello, reconocer que te haces responsable y que estás mejorando como persona puede ser la mejor ayuda para mantenerte fuerte.

Con constancia y paciencia, llegará un día en el que ese miedo será tan sencillo de controlar que no te importará lo más mínimo que siga o no en tu vida.

Porque sí, podrá seguir ahí, pero ya no te afectará como lo hacía antes. Será entonces cuando, después de poner toda tu intención y tu esfuerzo, habrás llegado al fin del miedo.

ERES UN GUERRERO DE LA VIDA

A lo largo de estos últimos años han sido muchas las personas que han contactado conmigo en busca de consejos y remedios para eliminar ese monstruo que se había apoderado de sus vidas, esa ansiedad que las había cambiado por completo.

Yo había puesto fin a este trastorno y así lo había contado en mi libro *El fin de la ansiedad*, pero sabía que podía volver a presentarse.

Existen muchos medios y remedios para no sufrir más de la cuenta en caso de pasar por esto, pero hay algo importante que debes saber: el remedio definitivo para superar este problema no es luchar contra la ansiedad con el objetivo de eliminarla, sino aliarse con ella para intentar mejorar muchos aspectos de nuestra vida.

La mejor manera de convivir de manera positiva con la ansiedad es convertirla en nuestra aliada.

La ansiedad no pasará si la rechazas o intentas escapar de ella; tienes que dejarla ser, tienes que dar espacio a esos síntomas, a esa taquicardia, a esos hormigueos o a esa sensación de opresión en el pecho. Para conseguirlo, prueba a responder así a esa reacción extrema ante tus miedos:

Hola, miedo:

Sé que buscas protegerme, aunque muchas veces me cuesta aceptarte y comprenderte. Sé que tus síntomas físicos tienen muchísimo sentido, y también que esos pensamientos distorsionados, negativos y en ocasiones horribles son solo pensamientos o síntomas ansiosos, que me indican todo aquello que no deseo en mi vida.

Gracias por estar aquí, gracias por recordarme estas cosas, por hacerme cambiar y mejorar. Gracias por ayudarme a crear esta nueva y mejor versión de mí mismo, y por hacerme responsable de mi vida y mi felicidad.

Respondiendo de esta manera positiva a tu malestar, reconociendo no solo el dolor, sino también todo lo bueno que pasar por esto trae a tu vida, conseguirás actuar como una persona ganadora.

La clave está en aprender de esta emoción para convertirla en nuestra aliada, una consejera que nos indica aquello que nos hace daño y que necesitamos cambiar, o qué situaciones debemos dejar de interpretar con excesivo temor o preocupación.

Este es el mejor consejo que puedo darte si deseas poner fin definitivamente a la ansiedad que te limita. Sé que no es sencillo y que para conseguirlo es necesario que entiendas primero qué te ocurre, por eso he dedicado buena parte del libro a explicarte cómo se pone en marcha el mecanismo del miedo y cómo puedes lograr normalizarlo para que deje de hacerte daño.

Son infinitas las formas en que puedes apreciar una realidad vivida, infinitos los sentidos que puedes darle, pero aquello que diferencia una victoria de una derrota, eso que puede convertir lo malo en bueno, depende solo de una cosa: del modo en que decidas interpretarlo.

En la vida encontrarás personas más positivas y otras más negativas.

Seguramente conozcas a personas que siguen manteniendo el optimismo a pesar de haber pasado por situaciones dolorosas. Y, al contrario, personas muy negativas que lo tienen todo para ser felices. ¿Por qué ocurre esto? Pues porque lo que marca la diferencia en el nivel de felicidad de las personas no son sus vidas, sino el modo en que deciden apreciarlas y la forma en que responden a las dificultades.

Las personas positivas, en lugar de lamentarse por sufrir esos miedos tan ilógicos, intentan exponerse a ellos, hacerles un hueco en sus vidas y conseguir conquistarlos. Te aseguro que esta es la mejor manera de superar el malestar que te provocan, de aprender a sacar lo bueno de esta experiencia, por mucho dolor que te esté causando.

Si observas la ansiedad que sientes desde esta perspectiva, entenderás que los síntomas no son más que la prueba de que eres un ser humano y de que estás vivo. Reconocerás incluso que los temores, las preocupaciones y reacciones en tu cuerpo simplemente indican que dentro de ti existe una inteligencia evolucionada que actúa intentando ponerte a salvo, ya que seguramente te estabas comportando de una manera equivocada o llevabas tiempo apreciando ciertas situaciones a partir de las emociones de un recuerdo pasado.

Tratando a la ansiedad como amiga y consejera estarás ocupándote de aquello que necesita ser atendido: tu vida.

Al reaccionar ante esos errores que cometiste en el pasado, aprenderás a cuidarte, a normalizar las situaciones que ahora interpretas como amenazadoras y la ansiedad dejará de molestarte.

De esta forma conseguirás llegar a la última fase, la más bonita, aunque a veces también sea dura. En esta etapa, a la que espero que llegues muy pronto, te tocará convivir con esta dificultad hasta convertirla en tu amiga, transformando tu dolor en reconocimiento, tu lucha en fortaleza y el modo en el que haces frente al miedo en tu más importante señal de seguridad y confianza.

Reconócete a ti mismo que eres un luchador y que tu batalla es la vida. Una VIDA en mayúsculas que conseguirás hacer tuya muy pronto. Has luchado mucho y te tocará seguir haciéndolo, y tu objetivo debe ser seguir superándote. Tu ansiedad te está indicando que hay algo dentro de ti que necesita ser sentido hasta el final, tratado con cariño y amor, e integrado en una mejor versión de ti mismo.

Te estás convirtiendo en un guerrero de la vida, alguien que entiende que ser valiente no consiste en no tener miedo, sino en encontrar un camino a pesar de él, escuchándolo, comprendiéndolo y dándole su justo valor.

Tu ansiedad solo busca protegerte y mantenerte a salvo, y lo hace para recordarte tu verdadero poder. Empieza a hacerle caso, reconócela por lo que es y reconócete por todo lo que eres. Empieza a convertir todo ese dolor en una increíble fuerza que te ayude a ser la persona que siempre has deseado.

TU TURNO

Ahora que ya conoces el método para enfrentarte a tus miedos, es momento de dar los primeros pasos hacia esa vida libre de temores y ansiedad. En este capítulo encontrarás ejercicios y aproximaciones a la terapia de exposición con algunas fobias, que puedes adaptar a tu caso personal si sufres cualquier otro tipo que no se explique aquí. Estas herramientas en ningún caso sustituyen a la terapia, pero pueden ayudarte a comprender cómo realizarla.

Si tus fobias son poco condicionantes y no te provocan demasiada ansiedad, puedes probar a realizar estos ejercicios de exposición para ver si mejoras. Estas técnicas también pueden resultarte útiles para ayudar a un ser querido en el tratamiento, siempre como complemento a la terapia profesional, o para entender cuál puede ser la aproximación.

Cuanto más condicionen y limiten tu vida las fobias o las obsesiones, más recomendable será que acudas al médico y hagas terapia, ya que un profesional será siempre la persona más indicada y cualificada para tratar tus miedos irracionales. Debes tener en cuenta que las fobias siempre tienen solución y que cuanto antes se traten, más fácil será superarlas.

Dicho esto, es hora de ponerse manos a la obra. Puedes utilizar esta última parte del libro como un cuaderno en el que identifiques el origen de tu fobia y lleves un registro de tus avances. También puedes hacerte con una libreta y dedicarla exclusivamente a este propósito. Te acompañaré paso a paso en el proceso, repasando

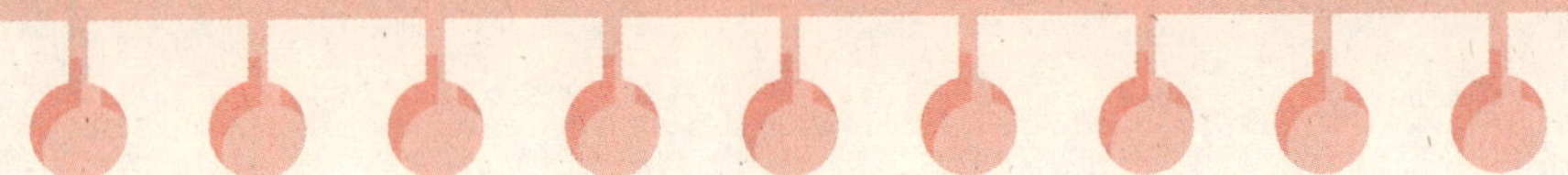

una vez más las fases por las que debes pasar si quieres eliminar de forma eficiente tu fobia.

Antes de empezar, escribe aquí cuál es la fobia que deseas superar:

....

....

....

....

....

....

....

....

¡Vamos a ello!

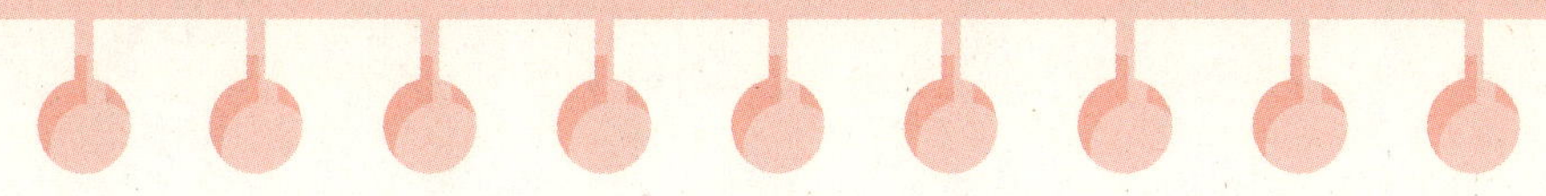

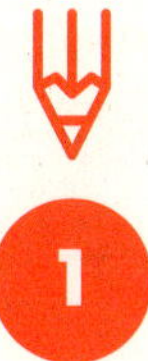

1

Infórmate bien

Como ya he mencionado a lo largo del libro, el primer paso para superar cualquier fobia es entender cuál es su origen y mecanismo. Una vez que entiendes que todo se debe a la ansiedad —ahora ya sabes que las fobias son una manera en la que se manifiesta la ansiedad—, podrás empezar a restarle importancia y atención, pues no va a ocurrirte nada malo. Espero que estas páginas te hayan ayudado a comprender la forma en que funcionan el miedo y el cerebro, y cuáles son los principales tipos de ansiedad y de fobias.

Otra buena manera de profundizar en tus temores irracionales es ahondar en tu pasado, para, haciendo uso de tu memoria o preguntando a tus amigos y seres queridos, reconocer cuándo y cómo surgieron esos temores, o profundizar en ese tipo de fobia que puedes estar sufriendo. Cuanto mejor entiendas el tipo de fobias que puedes estar sufriendo y cuál es su origen, más fácil se te hará poner lógica a esa reacción ansiosa automática e irracional. Cuanta más razón, menor se hará la emoción, y de esta manera podrás conseguir, día a día, momento a momento, controlar esa ansiedad excesiva que puedes sentir ante tus peores miedos.

Una vez que te hayas informado sobre tu fobia, trata de responder a estas preguntas:

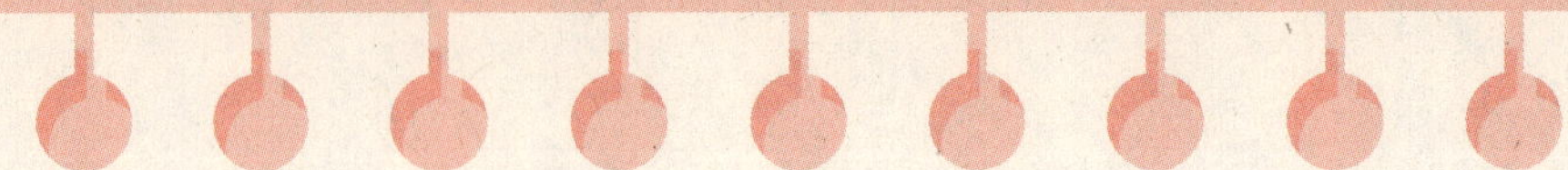

¿Recuerdas cuándo experimentaste este miedo por primera vez?

¿Hubo algún evento específico que lo desencadenara?

¿Cuándo se originó?

¿Recuerdas cuántos años tenías?

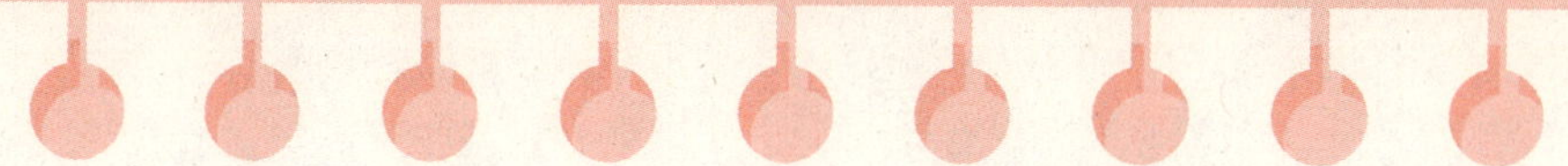

¿Hay algún recuerdo de la infancia que esté relacionado con tu fobia actual?

¿Has tenido alguna experiencia traumática en la vida que pueda estar vinculada a tu fobia?

Con la información que has recopilado, ¿podrías explicar brevemente su mecanismo?

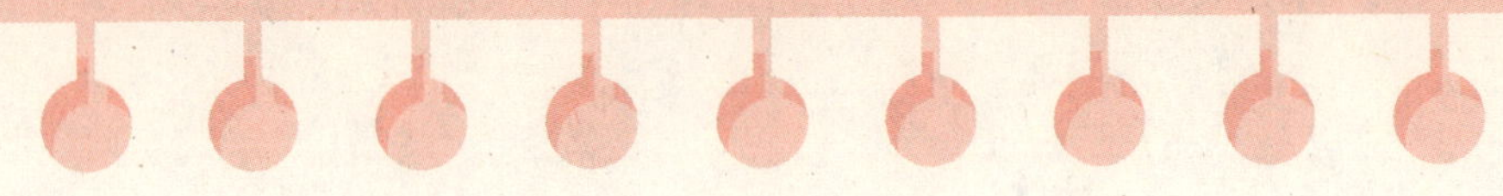

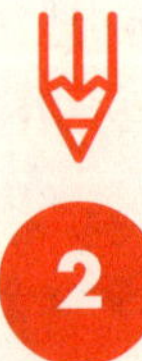

Identifica tus motivos particulares

Las fobias se originan debido a una o varias experiencias vividas o aprendidas —también puede haberlas vivido un ser querido o conocido— que te han hecho temer en exceso cierto tipo de situaciones.

Esta asociación inicial de peligro quedó registrada en tu hipocampo, de manera que tu cerebro emocional te avisa para que evites todas las situaciones parecidas, algo que puede aliviarte en el momento, pero que alimenta el miedo a largo plazo. Sea cual sea el origen de tu fobia, al no haberla tratado anteriormente, sin exponerte a las situaciones que la provocan, es probable que se haya hecho más fuerte y que la hayas asociado a muchos otros aspectos y situaciones vitales.

Identifica aquí cuáles son los motivos particulares que disparan tus temores:

....

....

....

....

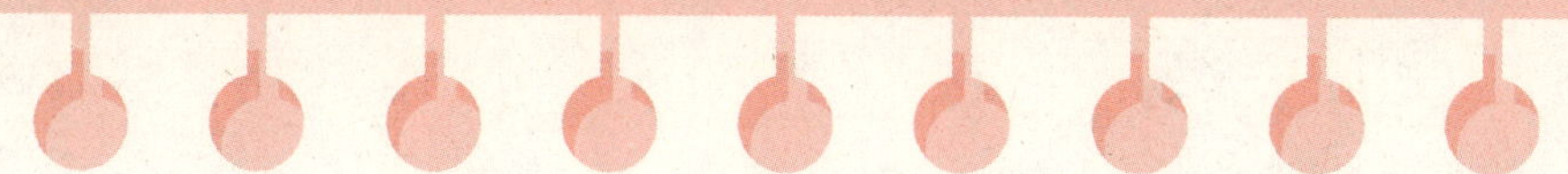

¿Existen lugares o situaciones específicas que evitas debido a la ansiedad que sientes?

....

....

....

¿Has notado algún cambio en tus niveles de ansiedad después de consumir contenido negativo o alarmante?

....

....

....

¿Puedes recordar la primera vez que experimentaste esta fobia o una reacción similar? ¿Qué estaba sucediendo en ese momento?

....

....

....

¿Has notado algún cambio en tu entorno o en tu vida que pueda haber contribuido al desarrollo o a la intensificación de esta fobia?

....

....

....

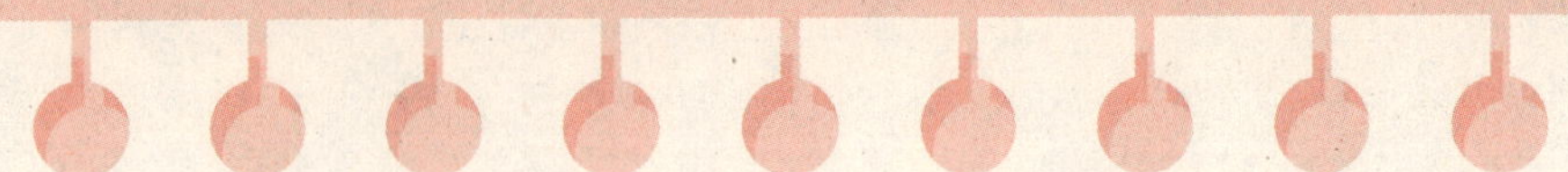

¿Cómo reaccionan tus pensamientos y emociones cuando te enfrentas al objeto o situación temida?

¿Qué síntomas físicos y mentales experimentas?

¿Puedes identificar si hay algún estímulo visual, auditivo o pensamiento que desencadene tu respuesta de miedo?

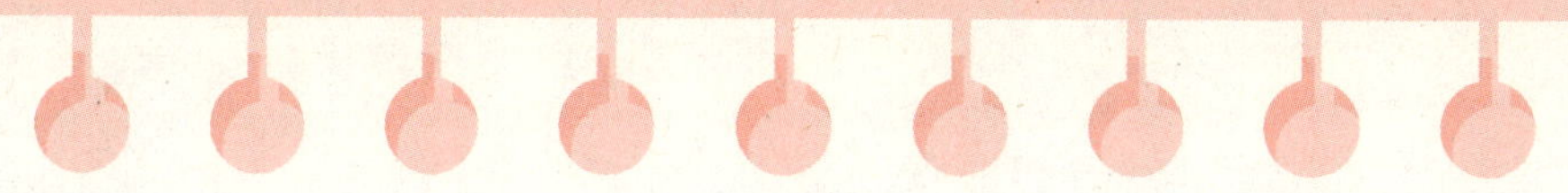

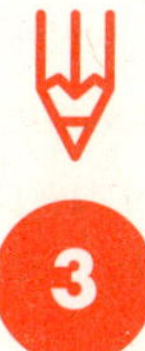

3

Trabaja en tu cambio de creencias

Si quieres avanzar en tu camino para superar tu trastorno, deberás trabajar diariamente en cambiar tu mentalidad. El objetivo es que puedas reconocer como neutras las situaciones que en su día identificaste como peligrosas.

La mayoría de las crisis se dan simplemente al imaginar esa situación que tanto temes, por lo que detectar este tipo de pensamientos irracionales que invaden tu mente y cambiarlos por otros más realistas y tranquilos te ayudará a darte cuenta de que tu ansiedad está en tu mente, no en tu mundo ni en esa situación que te aterra.

Esta estrategia de cambio de creencias se basa en el siguiente razonamiento:

tus pensamientos influyen sobre lo que sientes, y tus sentimientos influyen en cómo te comportas, condicionando tu conducta. De manera que, si cambias tus pensamientos sobre lo que te provoca ansiedad, tu conducta también cambiará.

Para ayudarte con ello, te aconsejo utilizar un diario para responder a una serie de preguntas que pueden ayudarte a explorar y procesar mejor tus emociones. Al poner tus sentimientos en palabras, las entenderás mejor y podrás encontrar formas de afrontarlas de manera más efectiva. Cuanto más y mejor lo hagas, más fácil

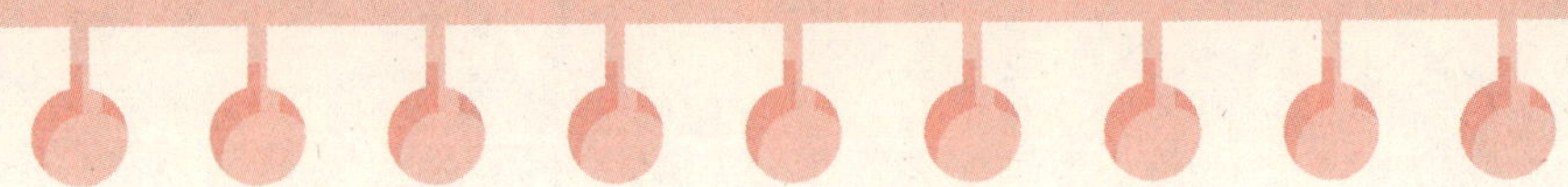

te será racionalizar tus respuestas emocionales para tener más control sobre tus emociones descontroladas fruto del miedo. Para ayudarte con ello, te aconsejo que utilices un diario para reflexionar sobre una serie de preguntas que pueden ayudarte a explorar y procesar mejor tus emociones. Al poner tus sentimientos en palabras, las entenderás mejor y podrás encontrar formas más efectivas de afrontarlas. Cuanto más y mejor lo hagas, más fácil te será racionalizar tus respuestas emocionales para tener más control sobre tus emociones descontroladas fruto del miedo. Para lograr cambiar tus creencias tendrás que reeducar a tu mente, y podrías reflexionar y responder a cuestiones como estas:

¿Te das cuenta de que el problema principal no es esa situación o elemento que desencadenan la fobia, sino la reacción ansiosa y los síntomas que provoca?

....

....

....

....

Indica qué factores o circunstancias te hacen darte cuenta de ello:

....

....

....

....

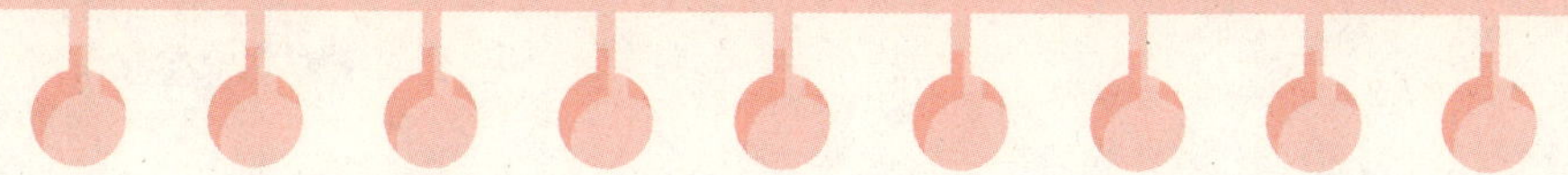

¿Puedes reconocer los síntomas de la ansiedad en tu cuerpo y cómo después desaparecen? Intenta explicarlo con tus palabras.

¿Puedes identificar pensamientos automáticos negativos que surgen cuando te enfrentas a esa fobia? Indícalos aquí.

¿Puedes identificar cómo la evitación hace más grande esa fobia que sientes?

¿Reconoces que es más la forma en que reaccionas a esas situaciones que la propia situación la que crea el problema?

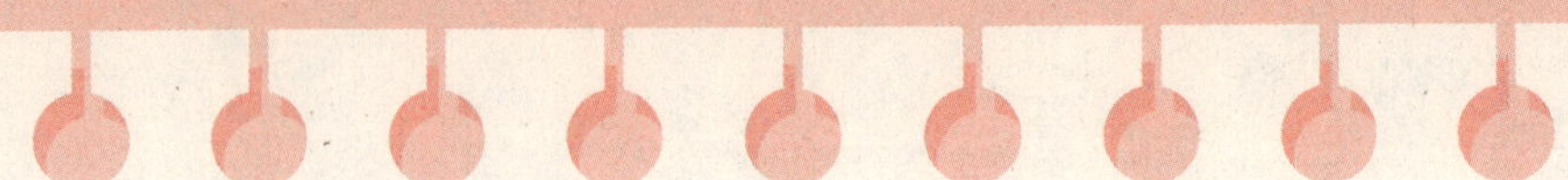

Si has practicado técnicas de exposición, ¿reconoces la relación entre el temor, sus motivos y las causas que lo originaron con la ansiedad que sientes?

¿Has trabajado alguna de las herramientas que hemos sugerido en este libro y comprobado el efecto que tienen ante tu ansiedad?

¿En qué medida has permitido que este miedo controle tus acciones y decisiones?

¿Qué impacto tendría en tu vida el hecho de poder superar este temor?

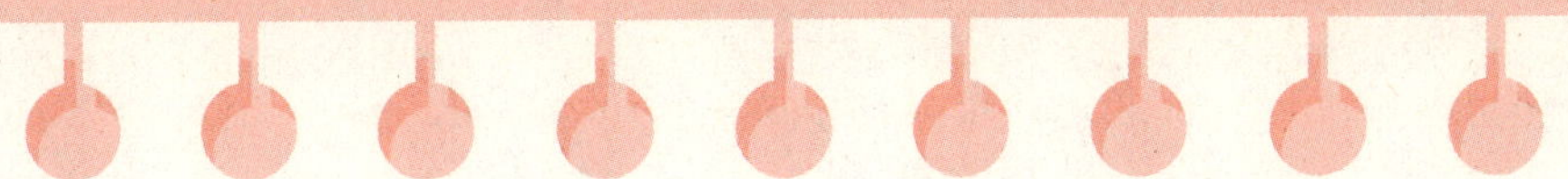

Las respuestas a estas preguntas te ayudarán a cambiar poco a poco tu razonamiento incluso antes de que las fobias aparezcan o identificar cuándo debes trabajar para calmarte.

Otra estrategia que puedes aplicar es responder a tus miedos irracionales con respuestas racionales. Por ejemplo, si sientes ansiedad al no saber qué decir en una conversación con otras personas, puedes atraer esta idea a tu mente y responder a estas preguntas:

¿Qué datos objetivos o realistas tienes para pensar así?

....

....

....

¿Este miedo está basado en hechos reales y actuales o en suposiciones o vivencias pasadas?

....

....

....

¿Qué probabilidad real hay de que ocurra eso que temes?

....

....

....

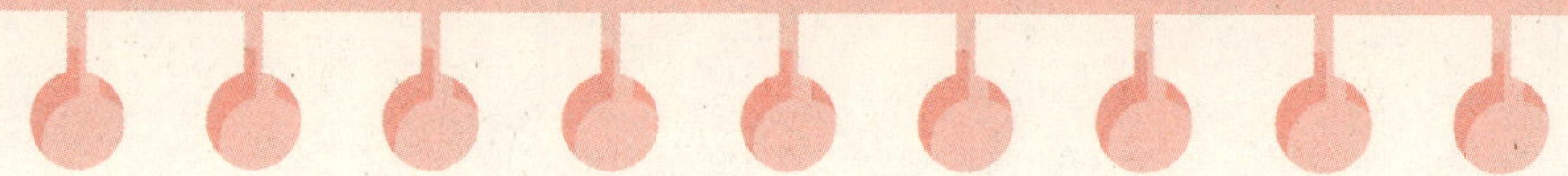

¿Cómo respondería una persona neutral y objetiva a esa preocupación?

....

....

....

¿Cuánto poder le estás otorgando a este miedo en comparación con lo que realmente merece?

....

....

....

También puedes ayudarte de información objetiva y contrastada, como estadísticas, que te ayuden a desmentir esas creencias irracionales. Por ejemplo, si tienes miedo a volar, acuérdate de lo que dijimos en un capítulo anterior: que las estadísticas confirman que es el medio más seguro que existe para viajar y que las probabilidades de morir en un accidente aéreo son mínimas.

Asimismo, como he ido repitiendo a lo largo de estas páginas, puedes practicar también atrayendo a tu mente las situaciones que temes para observar el miedo que sientes y cómo se manifiesta este en tu cuerpo. Cuando lo hagas, tomarás conciencia de lo irracional e irreal de tu reacción y así podrás empezar a cambiar el modo en que razonas y sientes. Asimismo, como he ido repitiendo a lo largo de estas páginas, puedes practicar también atrayendo a tu mente las situaciones que temes para observar el miedo que sientes y cómo se manifiesta este en tu cuerpo. Una vez que lo hagas, toma-

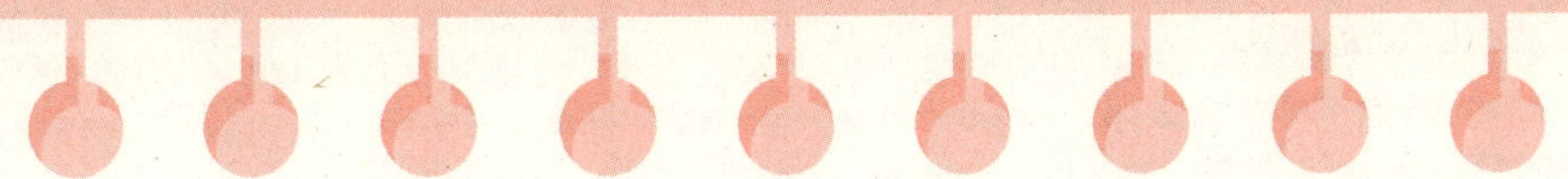

rás conciencia de lo irracional e irreal de tu reacción y así podrás empezar a cambiar el modo en que razonas y sientes.

Las autoafirmaciones positivas pueden ser también tus grandes aliadas para ayudarte a calmar tu reacción ansiosa. Recuérdate a ti mismo que puedes lograrlo, que eres capaz de enfrentarte a la situación y superar esta fobia. Aquí tienes un espacio para escribir las que mejor se ajusten a tu situación:

....

....

....

....

....

Como cualquier aprendizaje, cuanto más lo repitas y trabajes en ello —de ahí la importancia de utilizar estas herramientas—, más caminos neuronales nuevos estarás creando, y llegará un momento en que se convierta en un hábito.

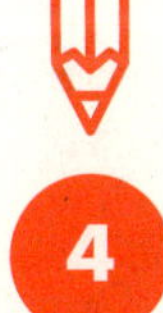

4

Exponte gradualmente a tu fobia

Como ya he comentado antes, evitar las situaciones que te causan miedo o angustia puede suponer un alivio momentáneo, pero no es la solución si quieres acabar con tu fobia.

Coger el coche, hacer una presentación oral en el trabajo, ir a una fiesta con desconocidos, volar a otro país... En lugar de percibir estas situaciones como amenazadoras, concíbelas como una oportunidad para acabar con tus miedos y vivir así la vida que deseas.

Conducir te hará ganar autonomía para poder llegar a donde quieras. Hablar en público puede hacer avanzar tu carrera. Salir a socializar en lugar de quedarte en casa te hará sentir más feliz y conectado con tu entorno. Coger un avión te permitirá conocer ese lugar lejano que siempre has querido visitar.

Después de adquirir los conocimientos necesarios, de tomar conciencia de tu situación y sus causas, de cambiar tus creencias y de desarrollar herramientas para ayudarte a mantener la calma, estarás preparado para la exposición, el paso final.

Con los ejercicios de exposición propuestos en la tercera fase de este libro conseguirás cambiar tu reacción ante las situaciones que te provocan ansiedad.

Asume tu responsabilidad, hazlo sin prisa y sin «precauciones»: no te quedes en un segundo plano en las reuniones de trabajo, no evites una conversación por miedo al qué dirán y no te atiborres de pastillas para coger un vuelo. Una vez que empieces a exponerte a las situaciones que te dan miedo, descubrirás que la ansiedad poco a poco disminuye. Tu mente y tu cuerpo se acostumbrarán hasta normalizar la situación. Quizá necesites unos minutos —o unas horas— hasta volver a sentirte bien después de la exposición, pero no te preocupes: ese momento llegará. Y cuanto más repitas la exposición, más se reducirá el nivel de ansiedad, hasta que llegará prácticamente a desaparecer. Será así como lograrás superar tu fobia, sea cual sea.

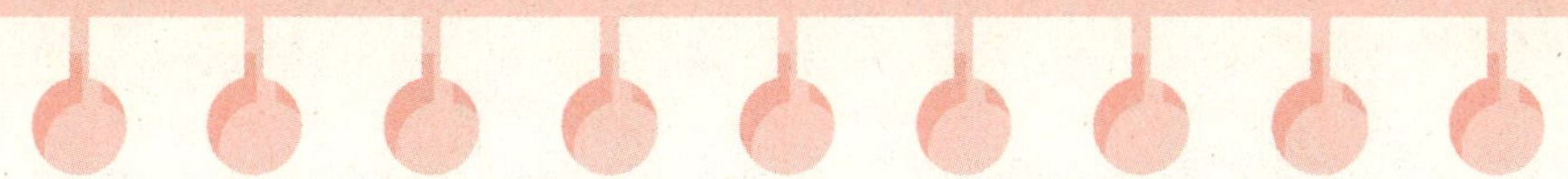

Una vez repasada la teoría, es momento de ponerla en práctica. El primer ejercicio consiste en preparar la lista con esos miedos o situaciones que interpretas como peligrosas.

Te dejo aquí varias listas con los miedos más recurrentes asociados a las fobias más comunes, ordenados en intensidad creciente, para que veas si te identificas con ellos o si, por el contrario, sufres otros que no se mencionan. Prepara tu propia lista con todos ellos.

Fobia social:

- Hacer el ridículo o quedar avergonzado en público.
- No ser aceptado o ser rechazado por los demás.
- No saber qué decir o quedarse sin palabras en situaciones sociales.
- Ser el centro de atención.
- No poder escapar de una situación social incómoda.

Miedo a conducir:

- Sufrir una crisis de pánico.
- Tener un percance por pequeño que sea que aumente la fobia.
- Lastimar a alguien.
- Hacerme daño o morir en un accidente.

Miedo a volar:

- Sufrir una crisis de pánico.
- Hacer el ridículo o causar problemas durante el vuelo.
- Sufrir daños.
- Morir.

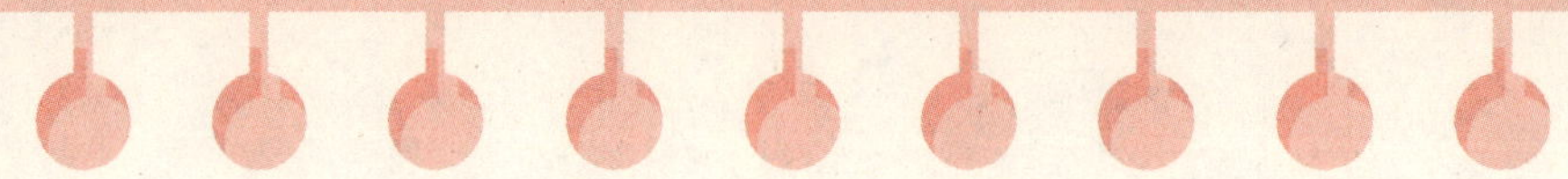

Agorafobia:

- Sufrir una crisis de pánico y no contar con ayuda.
- Perder el control, sufrir una crisis y hacer el ridículo.
- Estar en lugares donde se puede sentir atrapado o sin control.
- Perder el control o desmayarse en público.
- Morir.

Si padeces de otra fobia, indica aquí cuál es y anota los principales miedos asociados a ella:

- **Fobia:** ....
- **Miedo a:** ....
- ....
- ....
- ....

A continuación, elabora una lista con las situaciones a las que podrías ir exponiéndote poco a poco para superar tu fobia, ordenadas de menor a mayor complejidad.

Aquí tienes algunas ideas de situaciones relacionadas con las fobias más comunes. Elige aquellas que temes y elabora tu propia lista. También puedes crear una nueva si sufres de una fobia que no se menciona aquí.

Fobia social:

- Comer, escribir, beber, trabajar o realizar otras acciones en presencia de otras personas.

- Mantener conversaciones, ya sea con conocidos o con desconocidos.
- Hacer cumplidos o expresar desacuerdo/crítica.
- Iniciar, mantener y terminar conversaciones con personas conocidas.
- Establecer relaciones íntimas.
- Asistir a fiestas.
- Intervenir en pequeños grupos formales.
- Ir a conciertos o eventos públicos.
- Usar servicios públicos.
- Pasar por pasillos o calles estrechas con mucha gente.
- Mantener la mirada durante una conversación.
- Hablar en público.

Miedo a conducir:

- Arrancar el coche.
- Conducir acompañado.
- Conducir a solas.
- Dar una vuelta por un lugar tranquilo y sin tráfico.
- Conducir por la ciudad.
- Hacer un viaje largo.
- Tener un accidente.
- Observar un accidente o leer noticias sobre uno.
- Viajar en moto.
- Conducir acompañado/a de tus hijos o seres queridos.

Miedo a volar:

- Experimentar ansiedad al planificar y reservar un vuelo.
- Nervios en el aeropuerto antes del vuelo.
- Entrar en el avión antes del despegue.
- Despegue del avión.
- Sentir turbulencias durante el vuelo.
- Experimentar ansiedad mientras el avión se prepara para aterrizar.

Agorafobia:

- Cenar en casa de unos amigos.
- Pasear por una calle con poca gente.
- Pasear por una calle estrecha y con poca gente.
- Pasear por una calle con mucha gente.
- Pasar por un pasillo estrecho en el que haya varias personas.
- Viajar en tren, en un vagón con varios asientos ocupados.
- Cenar en un restaurante donde haya bastante gente.
- Hacer un trayecto corto en un autobús con poca gente.
- Esperar en una cola de más de veinte personas.
- Acudir a una exposición y estar en la zona central.
- Hacer un trayecto largo en un autobús repleto de gente.
- Ir a un concierto.

Si sufres otro tipo de fobia, aquí tienes un espacio para anotar las situaciones a las que puedes enfrentarte para superarla poco a poco:

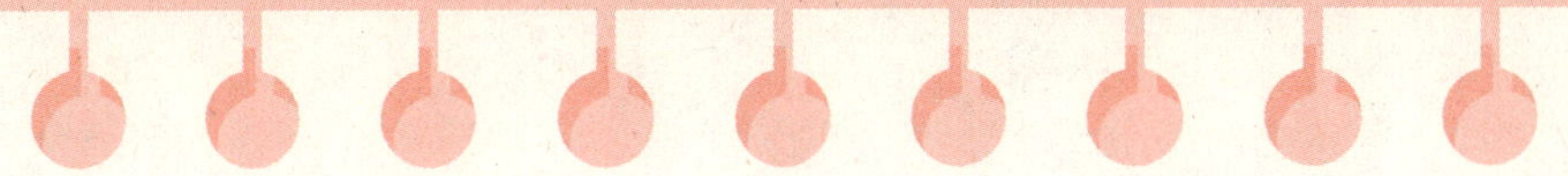

→ **Fobia:** ....

Situaciones que me producen ansiedad

1. ....
2. ....
3. ....
4. ....
5. ....
6. ....
7. ....
8. ....

Una vez hecha la lista, podrás exponerte gradualmente a tus miedos. Si lo crees necesario, puedes empezar haciéndolo acompañado de alguna persona de confianza que te genere seguridad y calma.

Cuando sientas que una situación ya ha sido superada, podrás empezar con la siguiente, y así seguir adelante hasta que llegues a la última y te des cuenta de que has superado totalmente tu fobia.

Entre una y otra exposición física puedes avanzar en tu proceso realizando autoafirmaciones, trabajando en el cambio de creencias o haciendo exposiciones científicas durante unos minutos.

Te recomiendo que vayas registrando en tu diario cuándo te expones a tus miedos, cuál es la duración e intensidad de tus respuestas de ansiedad y qué logros vas conquistando. Te aseguro que te resultará de gran ayuda.

«En la vida aprendí que ser valiente no significa no tener miedo, sino más bien actuar para poder enfrentarse a él y conquistarlo».

NELSON MANDELA

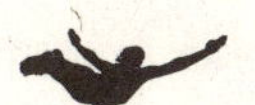

DESPEDIDA

Esta frase de Mandela es también una de las mejores lecciones que la vida nos enseña.

Soy de la idea de que las más grandes lecciones y respuestas no las encontrarás en ningún libro ni en las palabras del más sabio de los hombres. Tus mejores respuestas siempre las encontrarás viviendo, y la vida siempre será la mejor de tus maestras.

Es cierto que son muchas las personas que ya han vivido o superado dificultades vitales. Personas que —de la misma forma que un científico o un matemático hacen— han descubierto su fórmula particular para resolver ese tipo de problemas.

Pero a diferencia de lo que sucede en la ciencia o las matemáticas, la vida de cada persona es un universo aparte con sus propias reglas y medidas, fruto de lo que a cada uno de nosotros nos ha tocado vivir.

Seguramente por eso somos tan complicados y diferentes los unos de los otros, y también ese es el motivo por el que trastornos tan «aparentemente extraños» y complicados como el de la ansiedad y las fobias nacen en algunos de nosotros.

Poniéndome a pensar en la historia de la humanidad y asociándola a los avances de la ciencia, estoy seguro de que muchas teorías y fórmulas realizadas en el pasado tal vez no han sido del todo efectivas en algunas ocasiones, pero seguro que han ayudado mucho a mejorar situaciones que el ser humano ha tenido que enfrentar.

O lo que es lo mismo, el conocimiento fruto de la práctica siempre ha tenido un efecto positivo en la realidad del ser humano, ya que es más fácil enfrentarse a un problema haciendo uso de todo lo que ya se conoce y se puede aplicar que enfrentarse a ello sin ningún tipo de ayuda.

Aplicando todo esto a mi propia vida, siempre que he tenido que enfrentarme a problemas existenciales he comenzado por hacer dos cosas simples.

En primer lugar, recurro a mi memoria para reconocer si ya me he enfrentado a ese problema antes y si he tenido éxito o no. Si reconozco que ya he superado esa situación, eso me anima y me ayuda a no dejarme llevar por el pánico y enfrentarme mejor a la situación.

La segunda cosa que suelo hacer es descubrir cuáles son las mejores herramientas y técnicas que pueden ayudarme a solucionar el problema. Si ya existen fórmulas o técnicas que funcionan, seguramente es mejor aprenderlas y aplicarlas que empezar de cero ante lo desconocido.

La vida me ha demostrado muchas veces que la buena información es realmente el mejor antídoto del miedo, y saber esto me ha ayudado a no dejarme llevar por la extraordinaria y muchas veces angustiosa fuerza de las emociones.

Pero también ha sido la vida la que me ha demostrado que de nada sirve reconocer todas estas cosas y aprenderlas si uno no practica y sigue practicando hasta hacer suyo ese conocimiento y esas herramientas.

La buena información es clave si luego hay acción, pero de no ser así no sirve de nada.

Imagina de qué le serviría a una persona conocer las mejores técnicas de natación si nunca entra en el agua, o intenta aprender a montar en bici solo leyendo manuales...

Por eso antes de despedirme aprovecho para recordarte que llegados a este punto debes ser tú quien consiga superar este problema poniendo en práctica todo lo aprendido.

Estoy seguro de que ahora entiendes mucho mejor cómo funcionan el miedo, las fobias y los problemas de ansiedad y cómo te afectan en tu vida. También conoces cuáles son las mejores herramientas que tanto la ciencia como mi propia experiencia han demostrado útiles para superar este tipo de problemas y, más importante aún, las distintas maneras en que puedes ponerlas en práctica.

Tienes la fórmula para solucionar este problema, pero como te decía al inicio de este capítulo, tu propia realidad tiene mucho que ver con el resultado final...

Al actuar descubrirás cuáles son tus circunstancias y motivos particulares. Al trabajar en ti y al intentar mejorar podrás poner nombre a tu situación y reconocer también qué acciones son más efectivas para recuperar el control de tu vida.

Tu vida es una aventura en la que eres tú, y no las circunstancias pasadas, quien realmente puede marcar la diferencia.

Todos tenemos dos opciones: no hacer nada y dejar que la vida nos arrastre hacia donde sople el viento o tomar las riendas e intentar vivir aquello que deseamos y puede hacernos felices.

A veces será más fácil y otras más complicado, pero siempre es posible tomar ese control que nos ayude a desarrollar nuestra mejor versión, y muchas veces es durante los malos momentos cuando más crecemos y más fuertes nos hacemos.

Por eso me despido recordándote que esa misión de ser el principal actor de esta realidad llamada vida es y será siempre tuya. Una misión que será más sencilla y agradable si te responsabilizas de tus problemas y actúas para superarlos...

Puedes estar seguro de que, si te enfrentas y superas tus problemas de ansiedad, no solo te conocerás mejor e identificarás mejor tus fortalezas y debilidades, sino que, sobre todo, dispondrás de muchas más herramientas para afrontar tu vida. Una vida en la que entenderás que de nada sirve evitar sentir o tener miedo. Una vida en la que sabrás que la valentía está en dar el justo valor a tus miedos y en enfrentarte a ellos cuando esos miedos, lejos de ayudarte a sonreír, consiguen lo contrario.

Espero y deseo que este libro te ayude a hacer más bonita esa aventura que te ha tocado vivir.